E. Bierbach, M. Lohmann

45 Naturheilverfahren – fit für die Heilpraktikerprüfung nach den neuen Prüfungsleitlinien

Elvira Bierbach, Maria Lohmann

45 Naturheilverfahren – fit für die Heilpraktikerprüfung nach den neuen Prüfungsleitlinien

ELSEVIER

ELSEVIER
Hackerbrücke 6, 80335 München, Deutschland
Wir freuen uns über Ihr Feedback und Ihre Anregungen an books.cs.muc@elsevier.com

ISBN 978-3-437-55591-6
eISBN 978-3-437-05843-1

1. Auflage 2018

Wichtiger Hinweis für den Benutzer
Ärzte/Heilpraktiker und Forscher müssen sich bei der Bewertung und Anwendung aller hier beschriebenen Informationen, Methoden, Wirkstoffe oder Experimente stets auf ihre eigenen Erfahrungen und Kenntnisse verlassen. Bedingt durch den schnellen Wissenszuwachs insbesondere in den medizinischen Wissenschaften sollte eine unabhängige Überprüfung von Diagnosen und Arzneimitteldosierungen erfolgen. Im größtmöglichen Umfang des Gesetzes wird von Elsevier, den Autoren, Redakteuren oder Beitragenden keinerlei Haftung in Bezug auf jegliche Verletzung und/oder Schäden an Personen oder Eigentum, im Rahmen von Produkthaftung, Fahrlässigkeit oder anderweitig, übernommen. Dies gilt gleichermaßen für jegliche Anwendung oder Bedienung der in diesem Werk aufgeführten Methoden, Produkte, Anweisungen oder Konzepte.
Obwohl alle Werbemittel mit ethischen (medizinischen) Standards übereinstimmen, stellt die Erwähnung in dieser Publikation keine Garantie oder Anerkennung der Qualität oder des Wertes dieses Produkts oder der Aussagen der Herstellerfirmen dar.

Für die Vollständigkeit und Auswahl der aufgeführten Medikamente übernimmt der Verlag keine Gewähr.
Geschützte Warennamen (Warenzeichen) werden in der Regel besonders kenntlich gemacht (®). Aus dem Fehlen eines solchen Hinweises kann jedoch nicht automatisch geschlossen werden, dass es sich um einen freien Warennamen handelt.

Bibliografische Information der Deutschen Nationalbibliothek
Die Deutsche Nationalbibliothek verzeichnet diese Publikation in der Deutschen Nationalbibliografie; detaillierte bibliografische Daten sind im Internet über http://www.d-nb.de/ abrufbar.

18 19 20 21 6 5 4 3

Um den Textfluss nicht zu stören, wurde bei Patienten und Berufsbezeichnungen die grammatikalisch maskuline Form gewählt. Selbstverständlich sind in diesen Fällen immer Frauen und Männer gemeint.

Planung: Ingrid Puchner, München
Projektmanagement: Sophie Eckart, München, und Marion Kraus, München
Redaktion: Christel Hämmerle, München
Satz: abavo GmbH, Buchloe
Druck und Bindung: Drukarnia Dimograf Sp. z o. o., Bielsko-Biała/Polen
Umschlaggestaltung: SpieszDesign, Neu-Ulm

Aktuelle Informationen finden Sie im Internet unter **www.elsevier.de.**

Vorwort

Fit für die Heilpraktikerprüfung – so lautet der Titel dieses kleinen Buches. Gemeint sind damit die neuen Prüfungsthemen „Behandlungsvorschläge, Therapiemethoden, Qualitätssicherung“, die seit März 2018 Bestandteil der amtsärztlichen Überprüfung sind. Damit Sie sich auf diese Fragestellungen optimal vorbereiten können, wollen wir Ihnen mit diesem Buch zur Seite stehen. Doch damit nicht genug: Denn das Wissen, das Ihnen die Souveränität vor der Überprüfungskommission verleiht, begründet auch den späteren sicheren Umgang mit Ihren Patienten. Und nicht nur Amtsärzte, sondern auch Patienten schätzen es, wenn sie eine kompetente, strukturierte und sicherheitsbezogene Arbeitsweise wahrnehmen.
Auf den ersten Blick mögen die Checklisten und zahlreichen Regularien abschreckend wirken. In der Praxis werden Sie diese Listen jedoch bald zu schätzen wissen. Denn sie erleichtern Ihre tägliche Arbeit und bilden ein wertvolles Gerüst für das, was Ihnen eigentlich am Herzen liegt: Ihren Patienten ungeteilte Zeit und Aufmerksamkeit widmen und ihnen so zu den bestmöglichen Heilungserfolgen verhelfen. Dies gelingt Ihnen deutlich besser, je mehr Sie die sicherheits- und hygienerelevanten, aber auch die haftungsrechtlichen, praxisorganisatorischen und wirtschaftlichen Aspekte verinnerlicht haben.
Heilpraktiker wollen und sollen sich, ihre Verfahren und die Behandlungsvorschläge für ihre Patienten nicht in Normen pressen! Auf diesem Hintergrund haben die strikte Einhaltung von Regularien sowie eine nachvollziehbare und transparente Arbeitsweise eine große berufspolitische Bedeutung, zumal viele heilpraktikertypische Verfahren nicht wissenschaftlich belegt sind. Gerade in Anbetracht der andauernden Diskussionen um unseren Berufsstand sollten wir Heilpraktiker freiwillig und bestmöglich das Prüfbare nachweisen, um das Nicht-Prüfbare zu erhalten und für die Zukunft zu sichern.
Es ist das Wesen heilpraktischer Behandlung, sich nicht gegen ein Symptom oder gegen eine Erkrankung zu richten, sondern sich für etwas einzusetzen – für die Selbstheilungskräfte, für die Lebensqualität und für den Menschen, der unser Patient ist. Dieser Grundeinstellung folgend verstehen wir Checklisten und Regularien nicht als Einschränkungen, die sich gegen Sie richten, sondern als etwas, was Ihnen Sicherheit und ein gutes Gefühl in Prüfung und Praxis verleihen kann.
Möge dieses Buch Sie, liebe Leserin, lieber Leser, also darin unterstützen, nicht nur Ihre Überprüfung zu meistern, sondern Ihre tagtägliche Praxisarbeit in einem wichtigen und wunderschönen Beruf!

Ein herzliches Dankeschön geht an das Team vom Verlagshaus Elsevier, das rasch reagiert und die kurzfristige Veröffentlichung dieses Buches ermöglicht hat – allen voran an Christel Hämmerle für ihr so bewährtes, hilfreiches Lektorat und ihre Unterstützung und an Ingrid Puchner für ihre Planung und Ideen.
Wir danken außerdem Siegfried Kämper, der sich unermüdlich und auf vielfältige Weise für unseren Berufsstand einsetzt, für zahlreiche Anregungen und Informationen, die in dieses Buch eingeflossen sind.

Bielefeld und München, im Juni 2018
Elvira Bierbach und Maria Lohmann

Inhaltsverzeichnis

1 **Naturheilverfahren in der Heilpraktikerüberprüfung** ... 1
1.1 Veränderungen in den neuen Überprüfungsleitlinien ... 2
1.2 Naturheilverfahren in der Überprüfungsleitlinie ... 2
1.3 Umsetzung der Leitlinie ... 3
1.4 Patientensicherheit und Qualitätssicherung in der Heilpraktikerpraxis ... 3
1.4.1 Sicherheit und Qualität für Prüfung und Praxis ... 3
1.4.2 Grundlagen und Hinweise zum Einsatz von Naturheilverfahren ... 4
1.4.3 Therapieverfahren auf dem Prüfstand ... 6

2 **Lexikon wichtiger Therapieverfahren** ... 9
2.1 Grundlagen und Hinweise zur Nutzung des Lexikons ... 11
2.2 Ab- und Ausleitungsverfahren (Aschner-Verfahren) ... 11
2.3 Aderlass ... 12
2.4 Akupunktur ... 13
2.5 Angewandte Kinesiologie und Applied Kinesiology ... 16
2.6 Anthroposophische Medizin ... 17
2.7 Aromatherapie ... 18
2.8 Atemtherapie ... 20
2.9 Ayurveda ... 21
2.10 Bachblütentherapie ... 23
2.11 Baunscheidt-Verfahren ... 24
2.12 Biochemie nach Schüßler ... 26
2.13 Bioresonanztherapie ... 27
2.14 Blutegeltherapie ... 28
2.15 Cantharidenpflaster ... 30
2.16 Chiropraktik ... 31
2.17 Eigenbluttherapie ... 32
2.18 Elektro-, Frequenz- und Magnetfeldtherapie ... 33
2.19 Ernährungstherapie ... 35
2.20 Heilfasten ... 37
2.21 Hildegardmedizin ... 38
2.22 Homöopathie ... 39
2.23 Hydrotherapie ... 42
2.24 Kolon-Hydro-Therapie ... 43
2.25 Kraniosakrale Osteopathie ... 44
2.26 Lasertherapie ... 45
2.27 Manuelle Therapie ... 46
2.28 Mayr-Kur ... 46
2.29 Mikrobiologische Therapie ... 48
2.30 Moxibustion ... 50
2.31 Neuraltherapie ... 51
2.32 Ohrakupunktur ... 52
2.33 Ordnungstherapie ... 54
2.34 Orthomolekulare Therapie ... 55
2.35 Osteopathie ... 56
2.36 Ozontherapie ... 57
2.37 Phytotherapie ... 59
2.38 Reflexzonentherapie ... 64
2.39 Reflexzonentherapie am Fuß ... 64
2.40 Sauerstofftherapien ... 65
2.41 Schröpfen ... 67
2.42 Segmenttherapie ... 69
2.43 Shiatsu ... 69
2.44 Spagyrik ... 70
2.45 Traditionelle Chinesische Medizin ... 71
2.46 Tuina-Massage ... 73

KAPITEL

1 Naturheilverfahren in der Heilpraktikerüberprüfung

1.1 Veränderungen in den neuen Überprüfungsleitlinien 2

1.2 Naturheilverfahren in der Überprüfungsleitlinie 2

1.3 Umsetzung der Leitlinie 3

1.4 Patientensicherheit und Qualitätssicherung in der Heilpraktikerpraxis 3
1.4.1 Sicherheit und Qualität für Prüfung und Praxis 3
1.4.2 Grundlagen und Hinweise zum Einsatz von Naturheilverfahren 4
1.4.3 Therapieverfahren auf dem Prüfstand 6

1.1 Veränderungen in den neuen Überprüfungsleitlinien

Die Überprüfung zum Heilpraktiker war bis 2018 nicht bundeseinheitlich geregelt, da das Gesundheitsrecht Ländersache ist. Dieser Umstand führte zu unterschiedlichen Prüfungssituationen in den einzelnen Bundesländern. Die Gesundheitsministerkonferenz hatte daher im Juni 2016 gefordert, die Überprüfungen zu vereinheitlichen und nahm den Schutz der einzelnen Patienten mit in die Anforderungen der Überprüfung auf. Die Gesundheitsminister der Länder waren der Auffassung, dass die Anforderungen an die Erlaubniserteilung nach dem Heilpraktikerrecht nicht mehr den Qualitätserfordernissen und dem Patientenschutz genügten. Um den Forderungen der Gesundheitsministerkonferenz Rechnung zu tragen, hat das Bundesministerium für Gesundheit im Dezember 2017 neue bundeseinheitliche „Leitlinien zur Überprüfung von Heilpraktikeranwärterinnen und -anwärtern" verabschiedet, die zum 22. März 2018 in Kraft getreten sind. Die Präambel der Leitlinien zur Heilpraktikerüberprüfung wird hier ausschnittsweise wiedergegeben.

PRÄAMBEL DER HEILPRAKTIKER – ÜBERPRÜFUNGSLEITLINIEN

Die bis heute andauernden **Diskussionen über den Heilpraktikerberuf,** die sich immer wieder auch mit den Grenzen der Tätigkeit von Heilpraktikerinnen und Heilpraktikern befassen, haben den Gesetzgeber veranlasst, eine Weiterentwicklung der oben genannten Leitlinien vorzuschreiben, die stärker als bisher auf eine bundesweit einheitliche Heilpraktikerüberprüfung abzielt und dabei den **Schutz der einzelnen Patientin oder des einzelnen Patienten** deutlicher als bisher in den Blick rückt.

Dementsprechend beinhalten die nachfolgenden Leitlinien zur Überprüfung von Heilpraktikeranwärterinnen und -anwärtern Vorgaben zur formellen und inhaltlichen Gestaltung der Überprüfung. Sie orientieren sich am **Ziel der Gefahrenabwehr** und sollen die Feststellung ermöglichen, ob die Heilpraktikeranwärterinnen und -anwärter die Grenzen ihrer Kenntnisse und Fähigkeiten zuverlässig einschätzen, sich der Gefahren bei Überschreitung dieser Grenzen bewusst und bereit sind, ihr Handeln angemessen daran auszurichten. Damit dies gelingt, bedarf es sowohl einer Überprüfung der rechtlichen wie medizinischen Kenntnisse der Heilpraktikeranwärterinnen und -anwärter, aber auch einer der späteren Tätigkeit entsprechenden Demonstration von Fertigkeiten in der praktischen Anwendung dieser Kenntnisse. (Textauszug: Bundesministerium für Gesundheit)

Die bundeseinheitlichen Leitlinien zur Überprüfung von Heilpraktikeranwärtern enthalten viele „alte Bekannte", die seit jeher Kerninhalte der Überprüfungen sind, wie z. B. Kenntnisse in Anatomie, Physiologie, Pathologie, Diagnostik, Notfallmedizin, Hygiene, Infektionskrankheiten, Injektionstechniken. Einige echte Neuerungen sind hingegen:

- Gefordert ist ausdrücklich die medizinische **Fachterminologie** – das kann bedeuten, dass nun weniger geläufige Fachbegriffe in der schriftlichen Überprüfung nicht mehr in Klammern übersetzt werden.
- Es wird nun verlangt, dass Heilpraktiker die **Befunde** von Ärzten und anderen medizinischen Berufsgruppen sachkundig verstehen und bewerten können. Zudem sollen sie sich sowohl mit Patienten aller Altersstufen als auch mit anderen Berufsgruppen und Institutionen im Gesundheitswesen **fachbezogen verständigen** können.
- Obwohl dies ebenfalls eine Selbstverständlichkeit ist, wird nun gesondert erwähnt, dass Heilpraktiker über **haftungsrechtliche Verantwortlichkeiten** Bescheid wissen müssen.
- Die allzeitig nachzuweisenden Kenntnisse zur Krankheitslehre werden nun erweitert um solche **zu akuten und chronischen Schmerzzuständen.** Dadurch wird einerseits die Forderung nach differenzialdiagnostischem Können untermauert, andererseits aber auch anerkannt, dass viele Heilpraktikerpatienten Schmerzpatienten sind.
- Es sind **Dokumentation** und **Qualitätssicherung** als Wissens- und Überprüfungsgebiete aufgeführt.
- Kenntnisse in den angestrebten **Naturheilverfahren** können ebenfalls überprüft werden.

MERKE

Der Grundgedanke jeder Heilpraktikerüberprüfung lautet: Patientensicherheit und Gefahrenabwehr!

Heilpraktiker haben die gleiche Verantwortung zu tragen wie z. B. ein Hausarzt, und die Gesundheit ihrer Patienten muss auf die gleiche Weise geschützt werden. In der Rechtsprechung gilt das schon lange, doch nun ist es auch in den Leitlinien zur Überprüfung angekommen.

1.2 Naturheilverfahren in der Überprüfungsleitlinie

Vielen gilt als bedeutendste Neuerung die Möglichkeit zur Überprüfung, ob „die antragstellende Person" – also der Heilpraktikeranwärter – in der Lage ist,

- eine Behandlung vorzuschlagen und
- eine vorgeschlagene alternative Therapieform zu erklären sowie deren Durchführung in Theorie und ggf. in praktischer Demonstration darzulegen,
- insbesondere, wenn dieser Behandlungsvorschlag invasive Maßnahmen enthält, z. B. Injektionen, Akupunktur, Aderlass, blutiges Schröpfen oder Blutegeltherapie

ohne dabei die **Sicherheit der Patienten** zu gefährden.

Dabei gibt es keinen begrenzten Katalog bestimmter Verfahren, sondern jeder Heilpraktikeranwärter kann sich aus dem weiten Feld der komplementären Verfahren seine persönliche „Lieblings-Methode" aussuchen.

ÜBERPRÜFUNGSLEITLINIE

Unter dem Punkt „Anwendungsorientierte medizinische Kenntnisse" (1.6) werden fünf Punkte aufgeführt, von denen die letzten drei die wesentlichen Änderungen mit sich bringen.

- 1.6.3: Die antragstellende Person ist unter Anwendung ihrer medizinischen Kenntnisse, unter Einbeziehung vorliegender Befunde, gestützt auf ihre Anamnese und im Bewusstsein der Grenzen ihrer diagnostischen und therapeutischen Methoden sowie möglicher Kontraindikationen in der Lage, eine berufsbezogene Diagnose zu stellen, aus der sie einen **Behandlungsvorschlag** herleitet, der keine Gefährdung der Patientengesundheit erwarten lässt.

- 1.6.4: Die antragstellende Person ist insbesondere dann, wenn der **Behandlungsvorschlag** die Anwendung invasiver Maßnahmen beinhaltet, in der Lage zu zeigen, dass sie diese **Maßnahmen ohne Gefährdung der Patientengesundheit** anwenden kann.
- 1.6.5: Enthält der Behandlungsvorschlag der antragstellenden Person Maßnahmen, die den **alternativen Therapieformen** zuzurechnen sind, **erklärt sie die vorgeschlagenen Maßnahmen und ist auf Nachfrage in der Lage zu zeigen, dass sie diese ohne Gefährdung der Patientengesundheit anwenden kann.**

1.3 Umsetzung der Leitlinie

Diese neuen Überprüfungsinhalte stellen die Heilpraktikeranwärter, aber auch die überprüfenden Amtsärzte und Beisitzer, vor eine neue Herausforderung, denn es gibt für die naturheilkundlich-komplementärmedizinischen Therapieverfahren kaum verbindliche Richtlinien und validierte Methoden. Bei amtsärztlichen Überprüfungen müssen die Fragen und Antworten objektiv nachvollziehbar sein, da im Versagensfall (der Heilpraktikeranwärter fällt durch) falsche Aussagen begründet kommentiert werden und der Ablehnungsbescheid rechtssicher formuliert sein muss. Wenn sich aber die Fragestellungen in den Überprüfungen auf die Methodik der alternativen Therapieformen oder konkrete Behandlungsvorschläge beziehen, besteht ein hohes Risiko von Widersprüchen und Klagen.

Das Problem kann bereits beginnen mit der einfachen Frage: „Wie behandeln Sie die Migräne Ihrer Patientin?" Der Heilpraktikeranwärter könnte äußern, dass er zukünftig mit Akupunktur behandeln möchte und eine mögliche Punktekombination aufführen. Ein solches Vorgehen widerspräche allerdings dem naturheilkundlichen Ansatz einer individuell dem Patienten angepassten und ganzheitlichen Behandlung.

Doch es gibt ein bedeutsameres Problem: In der Regel würde der überprüfende Amtsarzt diese Fragestellung an die Beisitzer abgeben. Es könnte z. B. vorkommen, dass einer der Heilpraktiker die klassische Homöopathie ausübt und über keine Kenntnisse der Akupunktur verfügt. Wenn nun der zweite beisitzende Heilpraktiker zwar die Akupunktur ausübt, allerdings nicht die Körperakupunktur der Traditionellen Chinesischen Medizin, sondern die Koreanische Handakupunktur oder die Schädelakupunktur nach Yamamoto, wären trotz guten Willens aller Beteiligten eine Verständigung über die Methode und eine objektive Überprüfung kaum möglich. Dies ist ein denkbar schlechtes, aber durchaus realistisches Szenario.

Doch es gibt für jeden Heilpraktikeranwärter die Möglichkeit zu demonstrieren, dass er in der Lage ist, sein angestrebtes Therapieverfahren so auszuüben, dass die Sicherheit der Patienten gewährleistet ist, sei dies nun die Akupunktur, die Homöopathie, die Osteopathie, die Phytotherapie oder jedes beliebige andere der zahlreichen möglichen Verfahren!

MERKE
Eine rechtssichere und leitlinienkonforme Möglichkeit zur Überprüfung von alternativen (komplementären) Therapieverfahren ist, nicht die Methode als solche zu überprüfen, sondern die Regularien zur Gewährleistung der Patientensicherheit, die bei der Ausübung der Methode eingehalten werden müssen.

Diese Inhalte (Lexikon wichtiger Therapieverfahren ➤ 2.2 bis ➤ 2.46) sind überprüfbar, es gibt Regularien, die dem Patientenschutz dienen und die sich auf die Kernthemen der amtsärztlichen Tätigkeit (z. B. Hygiene, Infektionsschutz) sowie auf die Ziele der Überprüfung (Patientenschutz und Gefahrenabwehr) beziehen. Dadurch wird die Überprüfung der naturheilkundlich-komplementärmedizinischen Themen für die Kommission und den Anwärter objektiv nachvollziehbar und damit rechtssicher.

1.4 Patientensicherheit und Qualitätssicherung in der Heilpraktikerpraxis

Die Ausbildung von Heilpraktikern beruht auf zwei Säulen:

- Ausbildung in medizinisch-wissenschaftlich anerkannten Themengebieten sowie in medizinrechtlichen Inhalten in Anlehnung an die Leitlinien zur Heilpraktikerüberprüfung, deren Bestehen einerseits zwingend notwendig ist für eine Erlaubniserteilung und andererseits für die seriöse Berufsausübung
- Ausbildung in heilpraktikertypischen bzw. naturheilkundlich-komplementärmedizinischen Diagnose- und Therapieverfahren, deren Auswahl individuell zusammengestellt wird und die unerlässlich ist für die Behandlungen in der späteren Praxis

MERKE
Beide Themengebiete sind absolut unverzichtbar für den Erfolg in der Überprüfung und – was letztlich viel wichtiger ist – für den ideellen und materiellen Erfolg einer Praxis.

1.4.1 Sicherheit und Qualität für Prüfung und Praxis

Der Heilpraktikeranwärter muss in der Überprüfung **nicht** beweisen, dass seine Behandlungsvorschläge einem Patienten zur Heilung oder Linderung verhelfen können – dies zu überprüfen ist aus verschiedenen Gründen auch nahezu unmöglich. Gemäß der Leitlinie muss er vielmehr zeigen, dass seine Behandlungsvorschläge und Maßnahmen keine „Gefährdung der Patientengesundheit" zur Folge haben. Die Kommission kann außerdem verlangen, dass insbesondere invasive Verfahren praktisch demonstriert werden.

Deshalb sollten Heilpraktikeranwärter in der Vorbereitung auf die Überprüfung von Naturheilverfahren alle erforderlichen Aspekte des Patientenschutzes, der Risikominimierung und der Qualitätssicherung berücksichtigen und in Checklisten zusammenstellen. Hierdurch erarbeiten sie sich fast beiläufig die Grundlagen für das Risiko- und Qualitätssicherungsmanagement in der späteren Praxis.

Regularien statt Methodik

MERKE

Es ist sinnvoll, die Fragen nach der Anwendung von Verfahren und nach Behandlungsvorschlägen mit Kenntnissen zu den Regularien zu beantworten und keine methodischen Aspekte aufzuführen. Die Methode kann durch viele Einflussfaktoren sehr unterschiedlich betrachtet werden. Regularien sind hingegen lehrbar, lernbar und objektiv überprüfbar. Dies ist zum Vorteil aller an der Überprüfung Beteiligten.

Wenn also der Überprüfungskandidat z. B. die Akupunktur ausüben will, wäre es ratsam, möglichst keine konkreten Punkte bzw. standardisierten Punktekombinationen zu nennen und dies mit der Individualität der Patienten und der Therapiepläne zu begründen. Ohne auf die Nachfrage der Überprüfungskommission zu warten, sollte der Heilpraktikeranwärter darstellen, wie er vorgehen wird: Der Patient wird über die Methode, ihre Risiken und Nebenwirkungen aufgeklärt, mögliche Kontraindikationen werden gezielt erfragt und die Einwilligung des Patienten wird einholt.

Nach gebotener Sorgfaltspflicht wird der Blutdruck gemessen, die elektrisch verstellbare Liege entspricht – hier werden auch Gerätebuch und Bestandsverzeichnis erwähnt – dem Medizinprodukterecht. Auch die Akupunkturnadeln haben ein CE-Kennzeichen, es ist Einmalmaterial, steril verpackt, das Verfallsdatum ist nicht überschritten. Die Hygienerichtlinien werden korrekt eingehalten, indem z. B. Papierschutz auf der Liege aufliegt sowie auf hygienische Händedesinfektion und die Peel-off-Technik bei der Nadelentnahme geachtet wird.

Nun könnte die praktische Demonstration erfolgen, sei es am lebenden Menschen oder an einem Plastikmodell. Wieder der Sorgfaltspflicht entsprechend werden die Nadeln beim Einstechen gezählt, aber auch beim Herausnehmen, damit sich keine verirrt und Schaden anrichtet. Die gebrauchten Nadeln werden unverzüglich in dafür zugelassene Behälter, also in Entsorgungsbehälter für Sharps, ohne Zwischenlagerung und ohne die Gefahr einer Nadelstichverletzung entsorgt.

Zum Abschluss werden die Einstiche korrekt versorgt und der restliche Abfall entsorgt. Der Patient wird nach seinem Befinden gefragt, der Blutdruck zur Kontrolle wieder gemessen, dann wird der Ablauf in der Patientenkartei dokumentiert.

Mit einem solchen Vorgehen ist allen Beteiligten der Überprüfung – Heilpraktikeranwärter, Amtsarzt und Beisitzern – gedient: Das erforderliche Wissen kann objektiv und nachvollziehbar dargestellt und geprüft werden. Die Inhalte repräsentieren Kernthemen und Arbeitsziele der Amtsärzte. Zudem sind sie überprüfbar und rechtssicher ausgeführt worden.

Ein Beitrag zum Erhalt der Therapiefreiheit

Heilpraktiker arbeiten oftmals mit Methoden, deren Wirksamkeit nicht durch Studien belegt ist, für die es keine validierten Schemata gibt und deren zugrundeliegende Denkmodelle für Skeptiker und Kritiker nicht nachvollziehbar sind. Heilpraktiker wollen und sollen sich, ihre Verfahren und die Behandlungsvorschläge für ihre Patienten nicht in Normen pressen! Doch vor dem Hintergrund der andauernden Diskussionen um ihren Berufsstand können und sollten Heilpraktiker freiwillig und bestmöglich das Prüfbare nachweisen, um das Nicht-Prüfbare auch weiterhin zu erhalten und für die Zukunft zu sichern. Oder anders formuliert: Je weniger ein Verfahren wissenschaftlich erforscht und medizinisch anerkannt ist, umso mehr sichert der Heilpraktiker sich und sein Verfahren, indem er die Rahmenbedingungen und Regularien seiner Methoden nachprüfbar macht. Hier gilt der Grundsatz: Regeln schaffen Freiheit!

MERKE

Diese Vorbereitungen für Ihre Überprüfung sind die gleichen wie die für Ihre spätere Praxisgründung: Was vor der Überprüfung die Sicherheit vor dem Amtsarzt verleiht, begründet den späteren sicheren Umgang mit Ihrem Patienten.

1.4.2 Grundlagen und Hinweise zum Einsatz von Naturheilverfahren

Je nach Zustand des Patienten ist bei einer akuten Erkrankung oft eine **symptomatische** Behandlung erforderlich, die lediglich den Krankheitszeichen *(Symptome)* entgegenwirkt. Eine **kausale** Behandlung hingegen setzt an den Krankheitsursachen an.

Eine **konstitutionelle** Behandlung ist die Grundlage zahlreicher naturheilkundlicher Verfahren und erfordert die Einbeziehung der **Konstitution** des Patienten, also seiner individuellen Anlagen, in die Behandlung. Je nach Bezugssystem (z. B. Iridologie, Humoralpathologie, Aschner-Verfahren, Homöopathie, Traditionelle Chinesische Medizin oder Ayurveda) werden mehrere Konstitutionslehren unterschieden.

Naturheilkundliche Behandler legen auch großen Wert darauf, die **Krankheitsdisposition** eines Patienten frühzeitig zu erkennen, um durch vorbeugende Behandlung *(Prophylaxe)* pathologische Prozesse zu verhindern. Generell hat bei naturheilkundlichen Therapieverfahren die Behandlung des gesamten Organismus Vorrang vor der Behandlung der gestörten Organfunktion. Da eine Krankheit manchmal nicht erst dann besteht, wenn entsprechende Laborwerte oder andere diagnostische „Beweismittel" vorliegen, steht das subjektive Empfinden des Patienten immer im Vordergrund.

Ein wichtiger Aspekt einer ganzheitlichen Behandlung sind seit jeher und in allen traditionellen Medizinsystemen die psychischen Aspekte. Moderne wissenschaftliche Erkenntnissen bestätigen dieses alte Heilerwissen: Stimmungs- und Gefühlslage, Erlebnis- und Kommunikationsfähigkeit, Beziehungs- und Sozialleben, Familie und Beruf, Partnerschaft und Sexualität, Schicksalsschläge und Lebenskrisen, persönliche Bewältigungs- und Vermeidungsstrategien, religiöse und spirituelle Orientierungslosigkeit oder Veranke-

Homöostase = Gleichgewichtszustand

rung – all diese Faktoren haben großen Einfluss sowohl auf die Entwicklung von Beschwerden und Krankheiten als auch auf das Freisetzen und die Wirkmächtigkeit des Regenerationspotenzials und der Selbstheilungskräfte.

MERKE

Setzen Sie Therapiekonzepte z. B. aus Lehrbüchern, Fachzeitschriften oder Fachfortbildungen immer nur als Anregung, nie als ein starres Schema ein. Der Erfolg Ihrer Heilpraktikerpraxis wird maßgeblich bestimmt durch Ihre Fähigkeit, Ihre Patienten individuell und ursächlich zu behandeln.

Klassische und erweiterte Naturheilverfahren

Naturheilverfahren zielen darauf ab, durch eine dosierte Ent- und Belastung die körpereigenen Selbstregulationskräfte des Körpers zu stärken. Sie folgen den Grundpfeilern der Naturheilkunde, der **Schonung, Kräftigung und Normalisierung.**

Klassische Naturheilverfahren sind die Therapieverfahren, die keine aufwändigen apparativen Techniken einsetzen, sondern die natürlichen Faktoren nutzen, sog. genuine (echte) Naturfaktoren wie Wasser, Wärme oder Licht. Sie sind zudem als fester Bestandteil in der Volksmedizin über Jahrhunderte verankert.

- **Hydro- und Thermotherapie** (➤ 2.23): Wasser- und Wärmebehandlung im Rahmen der physikalischen Therapie in Form von Waschungen, Güssen, Teilbädern, Wickeln und Packungen, Überwärmungsbädern, Sauna, Dampfbädern
- **Bewegungstherapie:** passive und aktive Physiotherapie (z. B. Wirbelsäulenschule, Bobath- oder Voitha-Behandlung), Massage, Manuelle Therapie (➤ 2.27), allgemeine körperliche Aktivität, regelmäßiger Ausdauersport (z. B. Walking, Jogging)
- **Ernährungstherapie** (➤ 2.19): Vollwert-Kost, Heilfasten (➤ 2.20), diverse Diätformen (z. B. Schroth-Kur, Mayr-Kur ➤ 2.29), Heilfasten (➤ 2.20)
- **Phytotherapie** (➤ 2.37): traditionelle und moderne Pflanzenheilkunde
- **Ordnungstherapie** (➤ 2.33): eine an der Naturheilkunde orientierte Gesundheitslehre einschließlich Entspannungsverfahren, Atem- und Lösungsverfahren, körperorientierter Psychotherapie.

Als **erweiterte Naturheilverfahren** werden die Methoden bezeichnet, die in Nachahmung „natürlicher Prozesse" Heilungsprozesse in Gang setzen, wie z. B. die Ab- und Ausleitungsverfahren (➤ 2.2), die mikrobiologische Therapie (➤ 2.28) oder Neuraltherapie (➤ 2.31).

Naturheilkundliche Therapieverfahren können auch danach unterschieden werden, ob „stoffliche Reize" (z. B. Ab- und Ausleitungsverfahren, Hydrotherapie) oder sog. „feinstoffliche Reize" mittels Informationen (z. B. Spagyrik, Bachblüten) gesetzt werden. Bei aller Unterscheidung der Naturheilverfahren gibt es jedoch eine Gemeinsamkeit: Sie aktivieren die körpereigenen Regulationssysteme. Dies zeichnet auch die **Traditionelle Chinesische Medizin** (➤ 2.45) und **Homöopathie** (➤ 2.22) aus. Diese Therapieverfahren werden jedoch aufgrund ihrer umfassenden theoretischen Konzepte als eigenständige Therapierichtungen klassifiziert.

Grundprinzipien von Naturheilverfahren

Die naturheilkundlichen Therapieverfahren können nach ihren Wirkprinzipien wie folgt unterschieden werden:

- Reiztherapien
- immunmodulierende und immunstimulierende Therapien
- energetische Therapien
- Substitutionstherapien
- strukturverändernde Therapien

Eine **Reiztherapie** kann nur eingesetzt werden, wenn der Körper mit Gegenreizen reagieren kann, also keine Reaktions- oder **Regulationsstarre** besteht. Bemerkenswert ist, dass häufig gezielte schwache Reize eine deutlichere Gegenreaktion auslösen als starke – „viel hilft nicht viel".

Reize trainieren das unspezifische Immunsystem und verstärken oft auch spezifische Abwehrreaktionen. Neben der **immunmodulierenden Wirkung** rufen sie außerdem **Umstimmungsreaktionen** hervor, indem sie die Reaktionsbereitschaft des Organismus ändern. Das Immunsystem reagiert sehr empfindlich auf Reize. Es gilt die Grundregel: Sanfte Reize stärken, starke Reize schwächen.

Das System der Grundregulation, das auch als **Grundsystem** bezeichnet wird, erhält die Homöostase und bildet das übergeordnete Ordnungsprinzip im Streben des Organismus nach Selbsterhaltung. Alle biologischen Grundfunktionen des Lebens, die mit der Abwehr oder dem Ausgleich von Ungleichgewichten zusammenhängen, werden hier reguliert. Die Aufgabe des Behandlers besteht darin, die pathologischen Prozesse zu unterbrechen, damit sich in der erwirkten Pause die gegenregulierenden Selbstheilungskräfte des Körpers entfalten können.

Zu den **Substitutionstherapien** werden z. B. die Phytotherapie, die Orthomolekulare Medizin und die Ernährungstherapie gezählt, da diese, wie auch in der Schulmedizin üblich, einen Wirkstoff zuführen. Grundsätzlich gilt für jede Substitutionstherapie: Eine zu geringe Dosis bleibt wirkungslos, die richtige Dosis heilt, eine Überdosierung ruft toxische Erscheinungen hervor.

Zu den **strukturverändernden Therapien** zählen z. B. Osteopathie, Chiropraktik und verschiedene Arten der Massage. Hierbei setzen Therapeuten ihre Hände ein, um Körperstrukturen wie Gelenke, Faszien und innere Organe wieder in ihre natürliche Position zu bringen, ihnen gesunde Funktion und schmerzfreie Beweglichkeit zu ermöglichen sowie die Durchblutung zu fördern. Die angebotenen Heilungsimpulse fördern die Neuausrichtung der Körperstrukturen und ihre Regeneration.

MERKE

Bedenken Sie in der Prüfung und in der Praxis, dass sich Verfahren von Heilpraktikern nicht **gegen** eine Erkrankung richten und nicht **gegen** ein Symptom. Es ist vielmehr das Wesen heilpraktischer Behandlung, sich durch die Verfahren oder Arzneimittel **für** etwas einzusetzen, z. B. für eine bessere Durchblutung, für eine gesunde Darmmikrobiota, für ein starkes Immunsystem, für eine aufgerichtete Wirbelsäule oder für einen erholsamen Schlaf. Dies ist ein gravierender Unterschied zum typischen schulmedizinisch-wissenschaftlichen Ansatz und die Basis eines ganzheitlich-naturheilkundlichen Verständnisses. Erfolgreiche Heilpraktiker behandeln nicht „kontra", sondern „pro"!

1

Tab. 1.1 Kriterien einer Heilreaktion und unerwünschter Nebenwirkungen.

Heilreaktion	Unerwünschte Nebenwirkung
anfängliche, kurz dauernde Verstärkung bestehender Symptome	Auftreten neuer, krankheitsunabhängiger Symptome
Reaktion klingt von alleine ab	mitunter Gegentherapie notwendig
bei Reizwiederholung niemals die gleiche Reaktion	bei Gabenwiederholung stets die gleiche Reaktion
Tendenz der Reaktionen abnehmend	Tendenz der Reaktionen zunehmend

Der Organismus wird in der Naturheilkunde als vernetztes biologisches Regelkreissystem angesehen, dessen Anteile auf vielfältige Weise miteinander in Verbindung stehen. Damit werden bei Erkrankungen eines Körperbezirks die Reflexpunkte aller Regelkreise, die diesen Bezirk betreffen, aktiviert. Die verschiedenen Reflexbögen sind einer Reizgebung (z. B. durch Akupunktur, Neuraltherapie, Massage, Bewegungstherapie oder durch ab- und ausleitende Verfahren) und Reizbeantwortung zugänglich. Aufgrund der Verschaltung verschiedener vegetativer Reflexbögen werden **Reaktionsmuster** ausgelöst, die der Körper mit Verteidigungsreaktionen beantwortet.

Die erste Antwort entspricht dabei nicht immer der letztendlich gewünschten. Im Hinblick auf die Reaktionen muss immer unterschieden werden zwischen einer Heilreaktion, die auch als **Erstverschlimmerung** bezeichnet wird, und **unerwünschten Nebenwirkungen** (➤ Tab. 1.1), die darauf hinweisen, dass die Reize nicht angemessen dosiert wurden.

1.4.3 Therapieverfahren auf dem Prüfstand

Die Auswahl eines geeigneten Therapiekonzepts für einen Patienten ist selbstverständlich abhängig vom individuellen Therapiespektrum des Heilpraktikers, aber auch von einer Vielzahl unterschiedlicher Faktoren. Zu Beginn steht eine ausführliche Befunderhebung mit Anamnese und Untersuchung. Aktuelle Laborbefunde sowie Arztberichte fließen ebenfalls in die Befunderhebung mit ein. Darüber hinaus werden weitere Aspekte erfasst: Konstitution (körperliche und seelische Verfassung), Disposition und Diathese (angeborene oder erworbene Veranlagung oder Neigung, bestimmte Krankheiten zu entwickeln) sowie Krankheitsvorgeschichte und momentane Lebenssituation. Hinweisdiagnostische Verfahren, wie z. B. Iridologie, Bioresonanz oder Kinesiologie, können Auskunft darüber geben, über welches Therapieverfahren und im Hinblick auf welches Organsystem und welche individuellen Reaktionsmuster die Behandlung am wirkungsvollsten erfolgen kann. Der Heilpraktiker ermittelt dann auf der Basis dieser zahlreichen Informationen das seines Wissens und seiner Erfahrung nach individuell aussichtsreichste Therapiekonzept.

Doch wie kann dieses Vorgehen in der Überprüfungssituation dargestellt werden?

Behandlungsvorschläge

ÜBERPRÜFUNGSLEITLINIE

Die antragstellende Person ist unter Anwendung ihrer medizinischen Kenntnisse, unter Einbeziehung vorliegender Befunde, gestützt auf ihre Anamnese und im Bewusstsein der Grenzen ihrer diagnostischen und therapeutischen Methoden sowie möglicher **Kontraindikationen** in der Lage, eine berufsbezogene Diagnose zu stellen, aus der sie einen **Behandlungsvorschlag** herleitet, der keine Gefährdung der Patientengesundheit erwarten lässt.

Diese Art von Prüfungssituation kann heikel sein – für den HPA und für die Überprüfer, denn in der Überprüfung gibt es üblicherweise keinen Patienten. Zudem müssen Aussagen in einer Überprüfung objektiv nachvollziehbar sein (Rechtssicherheit). Da Heilpraktiker außerdem nicht nach starren Behandlungsschemata arbeiten, sondern individuell und konstitutionell, spiegeln Therapiepläne „nach Schema X" nicht die Arbeitsweise des Berufsstandes wider.

Es kann also ratsam sein, sich hierauf zu berufen und alternativ die grundsätzliche Herangehensweise darzustellen. So ist es insbesondere bei Fragen zur Behandlung chronischer Erkrankungen anzuraten, eher die heilpraktikertypischen Therapieansätze (s.o.) zu erklären als konkrete Akupunkturpunkte, Pflanzennamen oder komplexhomöopathische Arzneimittel aufzuzählen. Konkrete Behandlungsvorschläge sind aus naturheilkundlicher Sicht ohnehin allenfalls für akute Erkrankungen geeignet.

Beispiele möglicher Antwortstrategien

„Wie behandeln Sie eine akute Bronchitis?"

„Der Patient wird darüber aufgeklärt, dass er sich sofort mit mir oder mit dem Hausarzt in Verbindung setzen soll, wenn z. B. hohes Fieber auftritt, der Auswurf eitrig oder bräunlich oder gar das Atmen schwerer wird. Er soll unbedingt Bettruhe einhalten, Brustwickel anlegen, nur leicht verdauliche Nahrung zu sich nehmen, viel trinken (jedoch keine verschleimende Milch!). Empfehlenswert sind Kräutertees (z. B. Thymian, Isländisch Moos, Eibischblätter). Ein homöopathisches Einzel- oder Komplexmittel wird entsprechend Typ und Ursache (Causa) individuell verordnet."

„Wie behandeln Sie eine chronische Bronchitis?"

„Davon ausgehend, dass es sich wirklich um eine chronische Bronchitis handelt und andere Ursachen – insbesondere bösartige Erkrankungen - ausgeschlossen sind, wird der Patient über eine entsprechende Lebensführung aufgeklärt, eine wichtige Maßnahme ist bei Rauchern, z. B. unbedingt mit dem Rauchen aufzuhören. Selbstverständlich wird die ärztlich verordnete Medikation beibehalten, der Patient sollte diese auch nicht eigenmächtig ändern, sondern allenfalls in Absprache mit dem behandelnden Arzt.

Je nach Alter und eventuellen Begleiterkrankungen, Konstitution und Diathese, Persönlichkeitstyp und Situation wird ein individuelles Therapiekonzept erstellt, das den zeitlichen und finanziellen

Möglichkeiten des Patienten und auch seiner Compliance entspricht. Hierzu kann z. B. die mikrobiologische Therapie – individuell abgestimmt nach Stuhlbefund – gehören. Eine homöopathische Konstitutionstherapie oder eine Behandlung mit homöopathischen Komplexmitteln sind bewährte Möglichkeiten. Bei allergischer Diathese können immunmodulierende Verfahren, wie z. B. die Eigenbluttherapie, im Vordergrund stehen. Reiz- und Umstimmungstherapien wirken impulsgebend und entlastend, z. B. in der Praxis die Schröpfkopfmassage und zu Hause Kneipp-Anwendungen. Gibt es psychische Komponenten, könnten Entspannungsverfahren und Atemtherapie sinnvoll sein. Die Behandlung einer chronischen Erkrankung benötigt eine gewisse Zeit und bedarf somit einer besonders sorgsamen Patientenführung und motivierenden Begleitung."

Invasive Behandlungsmaßnahmen praktisch üben

ÜBERPRÜFUNGSLEITLINIE

Die antragstellende Person ist insbesondere dann, wenn der **Behandlungsvorschlag** die Anwendung **invasiver Maßnahmen** beinhaltet, in der Lage zu zeigen, dass sie diese **Maßnahmen ohne Gefährdung der Patientengesundheit** anwenden kann.

Das Anlegen einer Infusion bzw. die Durchführung einer Injektion erlernen Sie an Ihrem Ausbildungsinstitut oder in Zertifikatskursen, die von Berufsverbänden durchgeführt werden. Üben Sie aber auch andere invasive Tätigkeiten (z. B. Akupunktur, blutiges Schröpfen) unter fachkundiger Anleitung und ergänzend alleine, bis Sie routiniert alles sicher praktisch demonstrieren können. Am besten erklären Sie dabei immer was Sie tun – beim Üben zur Steigerung des Lerneffektes, in der Überprüfung zur Demonstration Ihrer Sachkenntnis.

Selbstverständlich beachten Sie alle Hygieneregeln und Maßnahmen der Abfallentsorgung!

Es kann sinnvoll sein, vorsorglich das entsprechende Einwegmaterial, an dessen Handhabung Sie gewöhnt sind, zur Überprüfung mitzunehmen und im Fall der Fälle zu bitten, dieses verwenden zu dürfen.

Checkliste zur Therapiesicherheit

ÜBERPRÜFUNGSLEITLINIE

Enthält der Behandlungsvorschlag der antragstellenden Person Maßnahmen, die den **alternativen Therapieformen** zuzurechnen sind, erklärt sie die vorgeschlagenen Maßnahmen und ist auf Nachfrage in der Lage zu zeigen, dass sie diese ohne Gefährdung der Patientengesundheit anwenden kann.

Der Heilpraktikeranwärter muss also – jeweils abgestimmt auf das oder die benannte/n Therapieverfahren – nachweisen, dass er methoden-, regel- und gesetzeskonform wichtige Aspekte der Behandlungspraxis beherrscht.

Betrachten Sie Ihre persönlichen Therapieverfahren unter folgenden Aspekten:

- Welche Kontraindikationen müssen Sie gezielt abklären und beachten? (Sorgfaltspflicht)
- Sind bei bestimmten Personengruppen besondere Anwendungsbeschränkungen, Vorsichtsmaßnahmen oder Dosierungen zu beachten, z. B. bei Kindern, Schwangeren und Stillenden, Immunsupprimierten, bei („trockenen") Alkoholabhängigen, Patienten mit Infektionskrankheiten? (Sorgfaltspflicht)
- Über welche Risiken und Nebenwirkungen müssen Sie Ihre Patienten im Vorfeld rechtzeitig, umfassend und verständlich aufklären, um eine rechtsgültige Einwilligung zu erhalten? (Aufklärungspflicht nach Patientenrechtegesetz)
- Welche Tätigkeiten können während der Behandlung der Risikominimierung dienen und die Qualität sichern? Zwischenzeitliche Blutdruckmessung, gezielte Fragen nach dem Befinden, Funktionskontrollen eines Gerätes und ähnliche Tätigkeiten dienen der Wahrung der Sorgfaltspflicht.
- Was ist bei diesem Verfahren in Bezug auf die Werbung zu beachten? (Heilmittelwerbegesetz, Gesetz gegen unlauteren Wettbewerb)
- Welche methodenspezifischen Besonderheiten gibt es im Hinblick auf das Arzneimittelgesetz, z. B. Registrierung, Zulassung, Haftung, Werbung mit Indikationen? (Arzneimittelgesetz, Betäubungsmittelgesetz)
- Gibt es Bezüge zum Lebensmittelrecht? Werden Nahrungsergänzungsmittel oder bilanzierte Diäten verordnet? (Lebensmittelrecht, Diätverordnung, Health-Claims-Verordnung, Nahrungsergänzungsmittel-Verordnung)
- Was ist bezüglich der Arzneimittelsicherheit zu beachten?
- Welche Verbrauchsmaterialien, Geräte und Gegenstände werden bei diesem Verfahren benötigt und welche methodenspezifische Anforderungen an CE-Kennzeichen, Medizinprodukte- bzw. Gerätebuch, Bestandsverzeichnis, Klassifizierung nach Risikostufen (unkritisch, semikritisch, kritisch), Sicherheit, Hygiene, Dokumentation gibt es? (Medizinprodukterecht)
- Welche Maßnahmen zur Hygiene und zur Abfallentsorgung sind bei dieser Methode zu beachten? (Hygienerichtlinien, Abfallentsorgungsvorschriften der Gemeinde)
- Gibt es methodenspezifische Melde- und Anzeigepflichten, z. B. die erlaubnisfreie, aber meldepflichtige Herstellung eines Arzneimittels (Anzeige bei der Bezirksregierung), invasive Tätigkeit (z. B. Anzeigepflicht in manchen Bundesländern), Meldung eines Blutdruckmessgerätes an das Eichamt.
- Welche Besonderheiten oder möglichen Vorkommnisse sollten bei dieser Methode ausdrücklich dokumentiert werden? (Patientenrechtegesetz)
- Kann es psychische Mitreaktionen geben, die ggf. therapeutisch begleitet werden müssen? (Sorgfaltspflicht)

MERKE

Eine solche Checkliste dient nicht nur der Vorbereitung auf Ihre amtsärztliche Überprüfung! Die Liste sensibilisiert Sie und schärft Ihr Bewusstsein für Ihre spätere Praxistätigkeit. Sie ist der Grundstein für Ihr persönliches Praxishandbuch und ein Grundpfeiler für Ihre erfolgreiche Tätigkeit.

KAPITEL

2 Lexikon wichtiger Therapieverfahren

2.1 Grundlagen und Hinweise zur Nutzung des Lexikons ... 11

2.2 Ab- und Ausleitungsverfahren (Aschner-Verfahren) ... 11

2.3 Aderlass ... 12

2.4 Akupunktur ... 13

2.5 Angewandte Kinesiologie und Applied Kinesiology ... 16

2.6 Anthroposophische Medizin ... 17

2.7 Aromatherapie ... 18

2.8 Atemtherapie ... 20

2.9 Ayurveda ... 21

2.10 Bachblütentherapie ... 23

2.11 Baunscheidt-Verfahren ... 24

2.12 Biochemie nach Schüßler ... 26

2.13 Bioresonanztherapie ... 27

2.14 Blutegeltherapie ... 28

2.15 Cantharidenpflaster ... 30

2.16 Chiropraktik ... 31

2.17 Eigenbluttherapie ... 32

2.18 Elektro-, Frequenz- und Magnetfeldtherapie ... 33

2.19 Ernährungstherapie ... 35

2.20 Heilfasten ... 37

2.21 Hildegardmedizin ... 38

2.22 Homöopathie ... 39

2.23 Hydrotherapie ... 42

2.24 Kolon-Hydro-Therapie ... 43

2.25 Kraniosakrale Osteopathie ... 44

2.26 Lasertherapie ... 45

2.27 Manuelle Therapie ... 46

2.28 Mayr-Kur ... 46

2.29 Mikrobiologische Therapie ... 48

2.30 Moxibustion ... 50

2.31 Neuraltherapie ... 51

2.32 Ohrakupunktur ... 52

2.33 Ordnungstherapie ... 54

2.34 Orthomolekulare Therapie ... 55

2.35 Osteopathie ... 56

2.36 Ozontherapie ... 57

2.37 Phytotherapie 59
2.38 Reflexzonentherapie 64
2.39 Reflexzonentherapie am Fuß 64
2.40 Sauerstofftherapien 65
2.41 Schröpfen 67
2.42 Segmenttherapie 69
2.43 Shiatsu 69
2.44 Spagyrik 70
2.45 Traditionelle Chinesische Medizin 71
2.46 Tuina-Massage 73

2.1 Grundlagen und Hinweise zur Nutzung des Lexikons

Das folgende Lexikon wichtiger Therapieverfahren erhebt keinen Anspruch auf Vollständigkeit und stellt keine Wertung dar. Die Auswahl der Verfahren entspricht der Auswahl häufig von Heilpraktikern ausgeübter Methoden.

Wenn das von Ihnen ausgeübte Therapieverfahren nicht aufgeführt ist, benutzen Sie dieses Lexikon als Anregung. Sie können sich die Checkliste mit entsprechenden Regularien anhand der Hinweise zu ähnlichen Verfahren zusammenstellen. Für die Dorn-Breuss-Massage sollten beispielsweise ähnliche Aspekte wie bei der Osteopathie beachtet werden. Für die Regularien zur tibetischen Heilkunde können die Traditionelle Chinesische Medizin (TCM), Ayurveda oder auch die Hildegardmedizin als Muster dienen, und für die Ortho-Bionomy können z. B. die Checklisten zur Shiatsu- oder Tuina-Therapie und zur Osteopathie hilfreiche Hinweise geben.

MERKE

- Die methodenspezifisch aufgeführten Maßnahmen zur Patientensicherheit und Qualitätssicherung dienen Ihrer Orientierung und Sensibilisierung für Handlungsweisen, die Ihre Patienten schützen und haftungsrechtlich relevant sind. Sie müssen den Einzelfällen angepasst und ggf. um weitere Aspekte ergänzt werden.
- Beachten Sie unbedingt die Grundlagen und Hinweise zum Einsatz von Naturheilverfahren und die Grundprinzipien der Komplementärmedizin!
- Die aufgeführten Indikationen dienen als Beispiele für besonders bewährte Anwendungsgebiete, wodurch andere nicht ausgeschlossen sind.
- Eine ausschließlich heilpraktische Behandlung von akuten schweren oder lebensbedrohenden Erkrankungen ist fahrlässig, eine Behandlung von Erkrankungen nach IfSG ist verboten.
- Jedoch schließen auch schwere Erkrankungen die Behandlung durch Heilpraktiker nicht aus, wenn diese begleitend in Absprache mit dem behandelnden Arzt durchgeführt wird.
- Das abrupte Absetzen allopathischer Medikation ist unbedingt zu unterlassen. Eine Reduktion der Medikamente oder das schrittweise Absetzen ist mit dem behandelnden Arzt abzusprechen.
- Die verfahrensspezifische Liste von Risiken und Nebenwirkungen sowie der Kontraindikationen variiert je nach Fachbuchautor und Lehrmeinung verschiedener Experten bzw. Institutionen und muss immer im Zusammenhang mit der Krankheit, Konstitution, Medikation und Situation des Patienten betrachtet werden. Auch bei den komplementären Methoden werden relative und absolute Kontraindikationen unterschieden.
- Arzneimittel können Alkohol enthalten und dürfen („trockenen") Alkoholabhängigen, Kindern, Schwangeren und Stillenden – je nach Alkoholgehalt und Dosierung – nicht oder nur mit Vorsicht verordnet werden. Es sind immer die Angaben der Gebrauchsanweisung zu beachten.
- Arzneimittel der Komplementärmedizin sind oftmals nicht im arzneimittelrechtlichen Sinne „zugelassen", sondern z. B. als homöopathische, anthroposophische, spagyrische oder traditionell phytotherapeutische Arzneimittel registriert. Es gibt in diesen Fällen keinen Wirksamkeitsnachweis, und es dürfen keine Wirkungen und Anwendungsbereiche in der Gebrauchsinformation stehen. Das gilt insbesondere für die Behandlung von Kindern, Schwangeren und Stillenden. Der Patient ist darüber aufzuklären, dass es sich um ein bewährtes, erfahrungsheilkundliches Arzneimittel handelt und warum man eine Verordnung dennoch für sinnvoll hält, obwohl es keine wissenschaftlichen Nachweise zu seiner Wirksamkeit und zum unbedenklichen Einsatz gibt. Die Aufklärung und Einwilligung des Patienten entsprechen dem Patientenrechtegesetz, schützen aber auch den Heilpraktiker: Ohne diese – und deren Dokumentation - steht er in einem zwar eher unwahrscheinlichen, aber eventuell vermuteten oder unterstellten Schadensfall in der Beweislast. Da es fast nicht möglich ist zu beweisen, dass ein bestimmtes Arzneimittel nicht geschadet hat, noch dazu, wenn es hierfür keine aussagekräftige Studienlage gibt, kann daraus die Haftpflicht resultieren.
- Grundsätzlich sind bei Anwendung und Verordnung von Arzneimitteln jeweils die Herstellerangaben im Beipackzettel bzw. in der Fachinformation zu beachten. Dies gilt auch bei der Anwendung von Geräten für die entsprechenden Gebrauchsanweisungen und Inhalte der Herstellerschulungen.

2.2 Ab- und Ausleitungsverfahren (Aschner-Verfahren)

Die Bezeichnung **Ab- und Ausleitungsverfahren** geht auf die Humoralpathologie zurück, derzufolge Krankheiten durch eine falsche Mischung der Körpersäfte (Blut, Schleim, gelbe und schwarze Galle) entstehen. Die fehlerhafte Mischung der Körpersäfte, auch als Dyskrasie bezeichnet, wird behandelt, indem schädliche Stoffe nach außen ausgeleitet oder falsch verteilte oder gestaute Körpersäfte umverteilt oder abgeleitet werden.

Konzept und Wirkung

Der Grundgedanke der Ab- und Ausleitungsverfahren ist von Paracelsus prägnant dargestellt worden: *„Wo die Natur einen Schmerz erzeugt, da hat sie schädliche Stoffe angesammelt und will sie ausleeren. Ist die Natur nicht imstande, diesen Vorsatz selbst auszuführen, muss der Arzt eine künstliche Öffnung direkt an der kranken Stelle machen und so Schmerz und Krankheit rasch heilen."*

Durch Ab- und Ausleitungsverfahren werden gestörte Funktionen des Körpers reguliert, indem direkt oder indirekt lokale Stauungen beseitigt, dort abgelagerte Stoffwechselendprodukte (z. B. auch Entzündungs- und Schmerzmediatoren) der Ausscheidung zugeführt und somit der Organismus entlastet wird. Dadurch werden Schmerzzustände positiv beeinflusst sowie eine generelle Umstimmung erzielt.

- **Ausleitend** wirken alle Verfahren, die durch Schaffung einer künstlichen Öffnung dazu beitragen, dass sich der Körper von den „üblen Säften" reinigt (z. B. Aderlass ➤ 2.2, blutiges Schröpfen ➤ 2.41, Blutegelbehandlung ➤ 2.14) und seine innere Ordnung wiederherstellt.
- Eine **ableitende** Wirkung haben alle Maßnahmen, die sog. „Bindegewebsschlacken" umverteilen, um sie ggf. zur Ausleitung zu bringen wie etwa trockenes Schröpfen, das Baunscheidt-Verfahren (➤ 2.11) sowie physikalische Maßnahmen (z. B. Hydrotherapie, ansteigendes Fußbad, Leberwickel). Bei einer Ableitung werden Prozesse von einem sog. edleren Organ auf ein unedleres abgeleitet; z. B. werden Gelenkentzündungen oder Organprozesse auf die Haut umgeleitet, wo sie einer Behandlung besser zugänglich sind. Die Anregung der Durchblutung fördert zusätzliche therapeutische Effekte.

Zu den allgemein positiven Wirkungen der aus- und ableitenden Verfahren zählen z. B.:

- Ausscheidungs- und Entgiftungsprozesse werden gefördert.
- Reinigung von Blut, Lymphe und Extrazellulärflüssigkeit zur Entlastung des Stoffwechsels.
- Schmerzzustände werden reflexiv gelindert.
- Psychische Belastungen werden positiv beeinflusst.
- Es erfolgt eine vegetative und immunologische Umstimmung.

Einteilung

Die Anwendungen wurden nach dem Wiener Gynäkologen Bernhard Aschner (1889–1960) als **Aschner-Verfahren** bezeichnet, der die Ab- und Ausleitungsverfahren in seine Konstitutionstherapie übernommen hatte.

- Die **externen Aschner-Verfahren** umfassen den Aderlass, die Blutegelbehandlung, das Cantharidenpflaster, die Baunscheidt-Behandlung und die Schröpftherapie. Durch die externen Aschner-Verfahren werden lokale Stauungen im Blut- und Lymphsystem beseitigt und schädliche Stoffwechselendprodukte und Toxine ausgeleitet. Darüber hinaus wird durch die an der Haut gesetzten unspezifischen Reize das Immunsystem stimuliert und somit der Organismus zur Umstimmung angeregt.
- Auch die **internen Aschner-Verfahren** waren Bestandteil der Konstitutionstherapie, indem zur Umstimmung des Organismus verschiedene Mittel verabreicht wurden, so z. B. Mittel zum Erbrechen *(Emetika),* zur Unterstützung der Leber und Galle (z. B. Hepatika, Cholagoga, Choleretika), zur Verbesserung der Ausleitung über die Nieren *(Diuretika)* oder zur Förderung der Menstruation *(Emmenagoga).* Auch die Ausleitung über den Darm durch einen Einlauf zählt zu den Ausleitungsverfahren.

Im erweiterten Sinn kann man auch die **Kolon-Hydro-Therapie** *(Colon-Hydro-Therapie* ➢ 2.24) zu den Ausleitungsverfahren rechnen. Hierbei wird mit einem Darmspülgerät eine intensive Ausleitung über den Darm erzielt, wodurch dieser gereinigt, das Mikrobiom des Darms saniert und dadurch eine tief greifende Umstimmung erzielt werden kann.

MERKE

Grundsätzlich sind bei allen Ab- und Ausleitungsverfahren die Konstitution und die aktuelle Situation des Patienten zu berücksichtigen. Werden ausleitende Verfahren über einen längeren Zeitraum oder bei geschwächten Patienten angewendet, können parallel oder anschließend auch energiezuleitende Verfahren notwendig werden.

2.3 Aderlass

Der Aderlass, eines der ältesten Ausleitungsverfahren (➢ 2.2), wurde bereits in der Antike angewendet. Hippokrates berief sich auf die jahrhundertealte Tradition und setzte den Aderlass als krampf- und schmerzstillendes, aber auch als antiphlogistisches Mittel bei akuten Entzündungen ein.

Durch exzessive und missbräuchliche Anwendung kam der Aderlass im Mittelalter in Verruf. Aschner (➢ 2.2) hat den Aderlass als Kardinalmittel der ausleitenden Verfahren wieder in Erinnerung gebracht. Bei gegebener Indikation ist der Aderlass eine der tiefgreifendsten Umstimmungsmethoden (➢ 1.4.2) und wird in vielen naturheilkundlichen Praxen angewendet.

Konzept und Wirkungen

Zahlreiche Krankheiten werden von den Fließeigenschaften des Blutes entscheidend beeinflusst. Als **blutentziehendes Verfahren** wirkt der Aderlass zunächst entstauend und leitet die bestehende Blutfülle ab. Um den aufgetretenen Volumenverlust auszugleichen, strömt aus dem Interstitium eiweißarmes Exsudat nach und verursacht eine **Blutverdünnung** *(Hämodilution).* Dadurch werden der Hämatokrit, die Viskosität des Blutes sowie die Aggregation der Blutzellen (Erythrozyten, Thrombozyten, Leukozyten) gesenkt und die Verformbarkeit der Erythrozyten erhöht. Diese Veränderungen bewirken eine Verbesserung der **Mikrozirkulation** schlecht durchbluteter Areale. Da der Aderlass auch den peripheren Gefäßwiderstand senkt, werden ebenso die **Makrozirkulation** positiv beeinflusst, das Herzzeitvolumen erhöht und die Durchblutung gesteigert.

Aus **humoralpathologischer Sicht** werden zusätzliche Wirkungen postuliert: So werden schädigende Stoffe ausgeleitet, die durch Entzündungsprozesse, durch körpereigene Toxine (z. B. Allergien, Gichtanfall) oder eiweißreiche Ernährung entstehen und häufig eine Gewebeübersäuerung verursachen. Der Aderlass wirkt zudem antientzündlich und durch die Verminderung des Gewebetonus krampflösend, beruhigend und schmerzlindernd. Darüber hinaus greift der Blutentzug in vegetativ-hormonale Abläufe ein und wirkt vegetativ umstimmend.

Durchführung

Beim **Volumen-Aderlass** werden abhängig vom Alter des Patienten, seinem Blutdruck und seinem Hämatokritwert etwa einmal monatlich 100 bis 500 ml Blut abgenommen. Blutdruck und Hämatokrit müssen regelmäßig kontrolliert werden.

Der **Hildegard-Aderlass** (Hildegardmedizin ➢ 2.21) wird am 1.–5. Tag nach Vollmond durchgeführt. Abgenommen werden ca. 150–180 ml Blut. Dabei wird bis zu dem Moment, in dem das Blut nicht mehr dunkelrot ist, sondern hellrot wird, zur Ader gelassen. Nach dem Aderlass sollte der Patient eine spezielle „Diät nach Hildegard" einhalten.

Der **Mikro-Aderlass** wird in der TCM (➢ 2.45) eingesetzt, um Füllezustände und Syndromdiagnosen mit übermäßiger Hitze auszugleichen. Hierfür sticht man mit einer Dreikantnadel oder Lanzette gezielt in jeweils indizierte Akupunkturpunkte und lässt diesen Einstich „ausbluten", bis die Blutgerinnung den Vorgang stoppt.

Patientensicherheit und Qualitätssicherung

- Kontraindikationen abklären (ggf. Blutlabor: Anämie?).
- Patienten aufklären, Einwilligung einholen.
- Blutdruck und Puls vor und nach der Behandlung messen und vergleichen.
- Der Aderlass ist ein invasives Verfahren. Durch die Blutentnahme besteht ein gesteigertes Infektionsrisiko. Deshalb ist auf hygienisches Arbeiten und Einhaltung aller geltenden Richtlinien zu achten.
- Die verwendeten Einmalartikel müssen gemäß MPG ein CE-Kennzeichen haben und steril verpackt sein, das Verfallsdatum darf nicht überschritten sein.
- Man verwendet eine möglichst großlumige Kanüle (Butterflykanüle mit mindestens 1,1 mm Lumen oder Strausskanülen bis 1,5 mm Durchmesser).
- Zur Blutentnahme wird eine Vakuumflasche angeschlossen; das Blut wird durch den Unterdruck hygienisch einwandfrei aufgezogen.
- Die gebrauchte Kanüle ist unverzüglich in dafür zugelassene Behälter (Entsorgungsbehälter für Sharps), ohne Zwischenlagerung und ohne die Gefahr einer Nadelstichverletzung zu entsorgen.
- Das Aderlassblut muss nach den Abfallbeseitigungs- bzw. Abwasserverordnungen der Gemeinde entsorgt werden.
- Der Patient sollte nach dem Aderlass noch 20 Minuten ruhen.
- Wesentliche Informationen zu Untersuchung, Aufklärung, Behandlung und Ablauf dokumentieren (Patientenrechtegesetz, Qualitätssicherung).

Indikationen

Der **Volumen-Aderlass** ist klassischerweise indiziert bei einem hohen Hämatokrit (> 42%) und das Mittel der Wahl bei sthenischer Konstitution bzw. bei plethorischen Patienten, d. h. typischerweise bei übergewichtigen, „vollblütigen" Hypertonikern, die z. B. unter Kopfschmerzen, zerebralen Durchblutungsstörungen, Hyperlipidämie, Tinnitus oder Polyglobulie leiden. Aber auch durch Stauungen hervorgerufene Symptome, wie z. B. Nasen- und Netzhautblutungen, Schwindel, Asthma cardiale oder Dyspnoe, lassen sich positiv beeinflussen. Hier verdünnt der Aderlass das Blut und hilft, den Blutüberschuss *(Plethora)* abzuleiten. Da er auch als **antidyskratisches Mittel** „das Blut von schlechten Säften" reinigt, eignet sich der Aderlass zur Behandlung von Stoffwechselstörungen und chronischen Krankheiten wie z. B. Adipositas, Diabetes mellitus, harnsaure Diathese, Migräne, Hautkrankheiten, Rheuma.

Beim **Hildegard-Aderlass** wird eine sanfte, aber tief greifende Umstimmung erzielt. Ferner werden Stoffwechselfunktionen reguliert, Stauungszustände durch Blutfülle beseitigt und besonders bei chronischen Entzündungen die Abwehrmechanismen ausgeglichen. Der Hildegard-Aderlass eignet sich als erste therapeutische Maßnahme zur Behandlung sog. Zivilisationskrankheiten, wie z. B. Erkrankungen des rheumatischen Formenkreises, Gicht, Durchblutungsstörungen, Akne, Neurodermitis. Ferner dient er der Vorbeugung von Herzinfarkt und Schlaganfall, wenn Risikofaktoren wie Bluthochdruck und Fettstoffwechselstörungen vorliegen.

Risiken und Nebenwirkungen

Es bestehen die üblichen Risiken einer Blutentnahme. Kurzzeitig kann es zu Schwindel bis hin zur Synkope kommen. Vorübergehend kann das Hämoglobin vermindert sein, was jedoch bedeutungslos ist, wenn der Körper genug Reserven hat, um den Blutverlust wieder auszugleichen.

Kontraindikationen

Die Kontraindikationen ergeben sich aus der Form und Anwendung des Aderlasses. So ist ein Volumen-Aderlass bei einer Anämie kontraindiziert, während ein hildegardischer oder Mikro-Aderlass sich als Reiz auf das blutbildende System durchaus positiv auswirken kann.

Eindeutig kontraindiziert ist ein Aderlass bei ausgeprägter Körperschwäche, zu hohem oder zu niedrigem Lebensalter, Hypotonie, gleichzeitiger Menstruation, Exsikkose, fieberhaften Infekten, akutem Durchfall, Angina pectoris, in der Schwangerschaft und Stillzeit.

2.4 Akupunktur

Akupunktur (lat. acus = Nadel, pungere = stechen) ist eine jahrtausendealte Heilmethode, die durch das Nadeln spezifischer Punkte die körpereigenen Selbstheilungskräfte aktiviert, um Gesundheit zu erhalten oder wieder herzustellen. Der chinesische Ausdruck Zhenjiu (zhen = Nadel, jiu = Moxakraut abbrennen) weist darauf hin, dass die Akupunktur nicht als Monotherapie angesehen wird, sondern Bestandteil der Traditionellen Chinesischen Medizin (TCM ➤ 2.45) ist und oft mit anderen Therapieverfahren der TCM – Moxibustion, chinesischer Diätetik, Kräuterheilkunde, Tuina und Anmo (chinesische Massage), Qigong und Tai-Chi (Bewegungstherapien) – kombiniert wird.

Konzept

Aus alten Grabmalen, in denen Knochensplitter und Keramikgebilde gefunden wurden, ist zu schließen, dass eine Primitivform der Reizung schon in frühen Zeiten üblich war. Grabfunde speziell aus der Zeit der Han-Dynastie (200 v. Chr.) haben die Verwendung von Nadeln aus Gold und Silber belegt. Erste schriftliche Aufzeichnungen stammen aus dem „Huang Di Nei Jing", dem „Lehrbuch der physischen Medizin des Gelben Kaisers".

Lebensenergie Qi

Die TCM geht davon aus, dass die Lebensenergie Qi Grundlage jeglicher Substanz ist und allem Lebendigen innewohnt. Während das kosmische Qi nach traditioneller Auffassung in der Natur, im Wasser der Flüsse, in der Luft und im Wind fließt, sammelt sich das Qi im menschlichen Körper in den Organen und zirkuliert in einem energetischen Netzwerk von Kanälen, den Qi-Kanälen oder Leitbahnen, die aufgrund ihrer polaren Anordnung mit dem Meridiansystem der Erde vergleichbar sind und somit als Meridiane bezeichnet werden. Die Lebensenergie Qi hat im Körper verschiedene Funktionen; sie transportiert, transformiert, kontrolliert, schützt, erwärmt und ernährt.

- Das **Ursprungs-Qi** gehört zum vorgeburtlichen Qi und wird durch das nachgeburtliche Qi ergänzt. Es erwärmt und aktiviert alle Organe und fördert die Entwicklung des ganzen Körpers.
- Das **Nahrungs-Qi** entsteht in der Milz. Es ist Ausgangspunkt für die Bildung von Blut-Xue und die Basis für die weitere Umwandlung in immer feinere Qi-Qualitäten. Dabei ist Blut-Xue nicht gleichzusetzen mit Blut im westlichen Sinn. Blut-Xue hat die Funktion, Haut, Muskeln, Sehnen, Knochen und innere Organe zu ernähren.
- Das **Atmungs-Qi** entsteht in der Lunge aus der Verbindung von Atemluft und Nahrungs-Qi. Es unterstützt Herz und Lunge bei der Verteilung von Qi und Blut.
- Das **Klare Qi** wird aus der Natur durch die Atmung aufgenommen.
- Das **Wahre Qi** ist das Endstadium des Qi-Transformationsprozesses. Es ist das Qi, das in den Meridianen zirkuliert und die Organe nährt. Das Wahre Qi manifestiert sich als **Nähr-Qi** und **Abwehr-Qi.** Als Abwehr-Qi schützt es den Körper vor schädigenden Einflüssen, als Nähr-Qi ernährt es den Körper und die Organe.

Verständnis von Gesundheit und Krankheit

Da nach Vorstellung der TCM alle körperlichen und psychischen Vorgänge sich wechselseitig beeinflussen, kann **Gesundheit** nur gegeben sein, wenn die Lebensenergie ausgewogen vorhanden ist, ungehindert fließen und sich somit auch austauschen kann. **Krankheit** ist demnach Ausdruck einer Behinderung des Energieflusses, die durch **verschiedene Faktoren** verursacht werden kann, so durch äußere Faktoren (z. B. Hitze, Kälte, Wind, Trockenheit, Feuchtigkeit) und innere Faktoren (z. B. Freude, Angst, Zorn, Trauer, Sorge), Erbkrankheiten, ungesunde Lebensweise (z. B. einseitige Ernährung, übermäßiges Essen, Drogen, Alkohol), Traumen (z. B. Verletzungen, Insektenstiche) sowie durch Strömungshindernisse für Blut und Qi.

Meridiane und Akupunkturpunkte

Die chinesische Medizin kennt zwölf **Hauptmeridiane** und acht **außerordentliche Meridiane.** Die Hauptmeridiane sind im inneren Verlauf mit den Organen und im äußeren Verlauf mit den Extremitäten und Gelenken verbunden. Entsprechend der Außen-/Innen-Regel, nach der Yin-Meridiane an der Innenseite des Körpers verlaufen und Yang-Meridiane (Yin und Yang ➤ 2.45) auf der Außenseite, sind die Hauptmeridiane als Yin-Meridian und Yang-Meridian gekoppelt und bilden den entsprechenden **Funktionskreis:** So fügen sich z. B. der Herzmeridian und der Dünndarmmeridian zum Funktionskreis Herz-Dünndarm (➤ Tab. 2.1) zusammen.

Tab. 2.1 Einteilung der Meridiane.

Yin-Meridian	Yang-Meridian
Herzmeridian	Dünndarmmeridian
Nierenmeridian	Blasenmeridian
Lebermeridian	Gallenmeridian
Lungenmeridian	Dickdarmmeridian
Milz-Pankreas-Meridian	Magenmeridian
Perikardmeridian	Dreifacher-Erwärmer-Meridian

Die Sondermeridiane sind keinem Organ zugehörig. Sie verlaufen unpaarig und bilden keinen in sich geschlossenen Kreislauf.

Auf den Hauptmeridianen liegen insgesamt 361 Akupunkturpunkte, die durch anatomisch exakte Angaben und topografische Beschreibungen leicht aufzufinden sind. Akupunkturpunkte können eine lokale, regionale und/oder übergeordnete Indikation aufweisen.

Zur Akupunkturbehandlung werden sehr dünne Nadeln in wenige, ausgewählte **Akupunkturpunkte** eingestochen, um das zuvor festgestellte Ungleichgewicht wiederherzustellen. Diese Punkte werden aufgrund ihrer speziellen therapeutischen Wirkung zusätzlich klassifiziert:

- Die sog. **antiken Punkte** liegen als Anfangs- oder Endpunkte an den Extremitäten zwischen Fingern und Ellenbogen bzw. zwischen Zehen und Knien. Jeder der 60 Punkte ist einem der fünf Elemente (➤ 2.45) zugeordnet und hat eine dementsprechende energetische Wirkung.
- Die **Alarmpunkte** liegen oft in der Nähe des zugehörigen Organs und sollten auf Druckschmerzhaftigkeit überprüft werden, da diese (frühzeitig) ein pathologisches Geschehen anzeigen können.
- Auch die auf dem Blasenmeridian liegenden **Zustimmungspunkte** sind oft druckschmerzhaft und sollten in die Behandlung einbezogen werden.
- Die auch als Luo-Punkte bezeichneten **Durchgangspunkte** sorgen mit dem **Quellpunkt** (Yuan-Punkt) des gekoppelten Meridians für den Energieausgleich zwischen den Meridianen. Quellpunkte haben außerdem eine besonders stark regulierende Wirkung auf Yin und Yang.

Wirkungen

Die Akupunktur wirkt auf das zentrale und periphere Nervensystem, Hormone (humoral-endokrine Wirkung), Blutzirkulation und Immunsystem. Durch die Akupunkturnadel werden **Nervenzellen stimuliert** und Impulse an das Rückenmark weitergeleitet. Hier werden Substanzen freigesetzt (Enkephalin oder Dynorphin), die die Schmerzübertragung verhindern und somit analgetisch wirken. Ebenso gesichert ist, dass durch Akupunktur die Produktion von Serotonin und Glukokortikoiden beeinflusst wird. Studien weisen zudem eine **Verbesserung** der **Durchblutung** durch Sympathikusstimulation sowie eine **Herabsetzung** des **Muskel-** und des **Bindegewebetonus** nach.

Histologische Untersuchungen durch Heine (System der Grundregulation) haben gezeigt, dass an **Akupunkturpunkten** gehäuft rezeptive Nervenbündel (Meißner-Tastkörperchen) zu finden sind sowie Perforationen, durch die Gefäß-Nervenbündel hindurchtreten. Akupunkturpunkte weisen weitere Besonderheiten auf: Sie haben einen niedrigeren, bis zu 85 % geringeren elektrischen Hautwiderstand als die umgebende Haut. Diesen Effekt macht man sich bei der Punktsuche mit Messgeräten zunutze. Zudem sind im Bereich der Akupunkturpunkte meist Vertiefungen zu tasten.

Durchführung

Das beim Einstechen entstehende Schwere- oder Wärmegefühl, das sog. De-Qi-Gefühl, ist ein Hinweis für das exakte Treffen des Akupunkturpunkts. Liegt ein **Fülle-Zustand** (zu viel „Energie") vor, wird gegen die Meridianrichtung gestochen und stark stimuliert. Ein **Leere-Zustand** (zu wenig „Energie") hingegen erfordert tonisierende Techniken. Diese werden im Gegensatz zur Sedierung schwach stimuliert und in Meridianrichtung gestochen.

Patientensicherheit und Qualitätssicherung

- Kontraindikationen abklären, Patienten aufklären, Einwilligung einholen.
- Blutdruck und Puls vor und nach der Behandlung messen und vergleichen.
- Patienten möglichst im Liegen behandeln.
- Medizinprodukterecht: Es werden Einmal-Nadeln eingesetzt. Diese haben ein CE-Kennzeichen, sind steril verpackt, das Verfallsdatum ist nicht überschritten.
- Mehrfach verwendete Akupunkturnadeln (z. B. aus Silber oder Gold) müssen unter Anwendung aller geltenden Hygienerichtlinien aufbereitet werden.
- Hygienerichtlinien einhalten im Hinblick auf Papierschutz der Liege, hygienische Händedesinfektion, Hautdesinfektion der Einstichstellen, Peel-off-Technik bei der Nadelentnahme.
- Nadeln beim Einstechen und Herausnehmen zählen, damit keine herausgefallene Nadel Schaden anrichtet.
- Gebrauchte Nadeln sind unverzüglich in dafür zugelassene Behälter (Entsorgungsbehälter für Sharps), ohne Zwischenlagerung und ohne die Gefahr einer Nadelstichverletzung zu entsorgen.
- Einstiche hygienegerecht versorgen und Abfall hygienegerecht entsorgen.
- Patienten nach seinem Befinden fragen, er sollte im Anschluss noch ruhen.
- Wesentliche Informationen zu Untersuchung, Aufklärung, Behandlung und Ablauf dokumentieren (Patientenrechtegesetz, Qualitätssicherung).

Indikationen

Die Weltgesundheitsorganisation (WHO) empfiehlt für über achtzig Indikationen eine Akupunkturbehandlung. Besonders neurologische und orthopädische Erkrankungen (z. B. Ischialgien, Neuralgien, Migräne und Kopfschmerzen), Erkrankungen des Verdauungstrakts (z. B. Obstipation, funktionelle Magen-Darmerkrankungen), akute und chronische Atemwegserkrankungen (z. B. Sinusitis, Bronchitis, Asthma), aber auch rheumatische Erkrankungen und Erkrankungen der Augen sind aufgeführt. Bei gynäkologischen Erkrankungen, Hauterkrankungen und Allergien (z. B. Heuschnupfen) wird Akupunktur ebenfalls erfolgreich eingesetzt. Aus der Schmerztherapie ist die Akupunktur nicht mehr wegzudenken.

Risiken und Nebenwirkungen

Mögliche Nebenwirkungen der Akupunktur sind u.a. Nadelkollaps, Blutungen und Hämatome oder Verletzungen innerer Organe. Der Einstich kann schmerzen, und es kann sich ggf. ein Hämatom bilden. Im Allgemeinen treten bei sachgemäßer Anwendung kaum Nebenwirkungen auf. Beim hygienegerechten Umgang mit den Akupunkturnadeln kann eine Ansteckung mit Infektionskrankheiten so gut wie ausgeschlossen werden.

Bei unsachgemäß tiefer Akupunktur im Rücken- oder Thoraxbereich – die Brustwand ist mitunter keine 2 cm dick – kann es durch Punktion der Lunge zum Pneumothorax kommen. Der Akupunkturpunkt Ren Mai 17 („Vorhof der Brust"), der zwischen den Brustwarzen im 1. ICR liegt und u. a. bei Erkrankungen des Respirationstrakts zum Einsatz kommt, darf nur streng tangential genadelt werden. Eine unsachgemäße Stichtechnik kann bei Vorliegen eines angeborenen Foramen sternale (Brustbeinloch bei 4 % der Frauen und 10 % der Männer) zu Verletzungen des Herzens bis hin zum Tod führen.

Kontraindikationen

Kontraindikationen sind Gerinnungsstörungen, psychiatrische Erkrankungen, Malignome und Notfälle mit vitaler Gefährdung. Bei stark geschwächten Patienten sollte Akupunktur nicht angewendet werden.

In Naevi, akute Hautinfektionen und -verletzungen, an der Einstichstelle befindliche Ekzeme dürfen keine Nadeln gesetzt werden. Ebenfalls ist Vorsicht geboten über Krampfadern, Knochen und Organen, die direkt unter der Hautoberfläche liegen sowie über oberflächlichen Gefäßen und Schleimhäuten.

Während der Schwangerschaft ist besondere Vorsicht angezeigt. Nach neuer Lehrmeinung stellt die Schwangerschaft, sofern Kind und Mutter gesund sind, zwar keine Kontraindikation dar, bestimmte Wehen auslösende oder hormonstimulierende Punkte dürfen jedoch nicht genadelt werden.

Bei Kindern unter zwölf Jahren (Ausnahme: Sonderformen wie japanische Kinderakupunktur) ist die Anwendung der Akupunktur umstritten.

Sonderformen der Akupunktur

Sonderformen sind die Ohrakupunktur (➤ 2.32), die Akupressur vorwiegend zur Selbstbehandlung, die Hand- und Fußakupunktur, die Schädelakupunktur und Augenakupunktur. Massagetechniken, die auf unterschiedliche Art Akupunkturpunkte stimulieren, sind Shiatsu (➤ 2.43) und die Akupunktmassage nach Penzel sowie Tuina (➤ 2.46). Bei der Laserakupunktur (➤ 2.26) und der Elektroakupunktur nach Voll (EAV) werden die Akupunkturpunkte durch Licht und elektromagnetische Wellen stimuliert. Die Injektion von Homöopathika oder Lokalanästhetika in Akupunkturpunkte wird als **Injektionsakupunktur** oder **Homöosiniatrie** bezeichnet.

2.5 Angewandte Kinesiologie und Applied Kinesiology

Die Kinesiologie (griech. kìnesis = Bewegung, logos = Lehre), in der wortgetreuen Übersetzung die „Bewegungslehre", ist ihrem Selbstverständnis nach die Lehre vom Ausgleich bewegter Kräfte oder fließender Energien.

Konzept

George Goodheart, ein amerikanischer Chiropraktiker, entdeckte in den frühen 60er-Jahren des 20. Jahrhunderts, dass sich bestimmte Vorgänge innerhalb des Organismus in den Muskeln abbilden. Zudem stellte er fest, dass ein starker Muskel sichtbar und fühlbar schwach reagierte, sobald die Person eine Körperzone berührte, bei der eine Störung vorlag, oder aber in Kontakt kam mit einer für den Körper ungünstigen Substanz. Somit war deutlich, dass ein Muskel wie ein Monitor leiblich-seelische Vorgänge abbildet.

Um Aussagen über den Zustand bestimmter Organfunktionen zu bekommen, wird der **Muskeltest** angewendet. Da Muskeln auf Stressoren anders reagieren als im entspannten Zustand und der gesetzte Reiz den Energiefluss unterbricht, ist der Muskeltest als eine Art Biofeedbacksystem ein guter Indikator für diejenigen Faktoren, die die Lebensenergie schwächen.

Im Lauf der Jahre wurde ein ganzheitliches Diagnose- und Therapiesystem entwickelt, das auf der **„Triade der Gesundheit"** von Struktur, Biochemie und Psyche basiert. Es lässt erkennen, inwiefern Störungen strukturell (z. B. Organfunktion, Gewebestrukturen), biochemisch (z. B. Stoffwechselvorgänge, Hormon- oder Immunsystem) oder psychisch bedingt sind und welche Wechselwirkungen zwischen den drei Ebenen vorliegen.

Wirkungen

Die therapeutische Anwendung ermöglicht eine gezielte Stimulation bestimmter Gewebsstrukturen, die Lösung von Blockaden im Muskel- und Skelettsystem sowie eine Optimierung der Durchblutung und Versorgung mit Nährstoffen.

Durchführung

Beide Formen der Kinesiologie, die Applied Kinesiology und die angewandte Kinesiologie, basieren auf dem Grundverständnis der Triade der Gesundheit.

- **Applied Kinesiology:** Schüler Goodhearts, die Ärzte oder medizinische Fachtherapeuten waren, gründeten das International College of Applied Kinesiology (ICAK). Die Applied Kinesiology (AK) unterscheidet als Reaktionstypen den starken (normotonen) Muskel als Signal für eine intakte Organfunktion, während eine schwache (hypotone) oder zu starke (hypertone) Muskelreaktion auf eine Fehlfunktion, Unverträglichkeit oder Belastung hindeuten. Die klassische Form der AK bietet durch die Einbeziehung der Manuellen Therapie (➤ 2.27) und orthomolekularen Medizin (➤ 2.34) ein vielfältiges Therapiespektrum. Sie wird ständig wissenschaftlich weiterentwickelt und durch die Erfahrungen von Ärzten, Heilpraktikern, Zahnärzten, Chiropraktikern, Osteopathen und Physiotherapeuten systematisiert.
- **Angewandte Kinesiologie:** Zu Beginn der 70er-Jahre des 20. Jahrhunderts machte John F. Thie die angewandte Kinesiologie einem breiten Publikum zugänglich. Durch **Touch for Health** („Gesund durch Berühren"), dem kleinen Einmaleins der Kinesiologie, wird nur die Stärke oder Schwäche eines Muskels getestet, um energetische Dysbalancen zu erkennen und zu lösen. Ist das muskuläre System energetisch unausgewogen, können z. B. neurovaskuläre Punkte auf dem Kopf berührt oder neurolymphatische Reflexzonen massiert werden.
- **Psychokinesiologie:** Diese von dem deutschen Arzt Dietrich Klinghardt entwickelte Methode setzt den Muskeltest ein, um sich durch das Unterbewusstsein ungelöste Konflikte bestätigen zu lassen, diese dann neurophysiologisch vom Nervensystem zu entkoppeln und verinnerlichte Glaubenssätze auszulöschen.

Nach ausführlicher Anamnese und körperlicher Untersuchung sowie ggf. notwendigen technischen Untersuchungen werden **Muskeltests** durchgeführt: Beachtet werden spezielle Beziehungen einzelner Muskeln zu bestimmten Organen oder Nährstoffen sowie das individuelle muskuläre Reaktionsmuster des Patienten in Relation zu seinen Beschwerden. Dieses Vorgehen ermöglicht eine spezifische Ursachenfindung.

Patientensicherheit und Qualitätssicherung

- Kontraindikationen abklären, Patienten aufklären, Einwilligung einholen.
- Psychische Mitreaktionen beobachten, ggf. erfragen und begleiten; bei heftigeren Reaktionen – auch im Nachhall der Behandlung z. B. einige Tage später – diese therapeutisch abfangen.
- Wesentliche Informationen zu Untersuchung, Aufklärung, Behandlung und Ablauf dokumentieren (Patientenrechtegesetz, Qualitätssicherung).

Indikationen

Die Kinesiologie ist bei allen Störungen und Erkrankungen angezeigt, bei denen die Durchführung der Muskeltests technisch möglich ist.

Risiken und Nebenwirkungen

Risiken im Sinne einer Verletzungs- oder Infektionsgefahr bestehen nicht. Es muss beachtet werden, dass der Testmuskel nach mehreren Testläufen ermüdet. Einige Patienten fühlen sich nach der Therapie (wohlig) müde oder haben ein anderes Körpergefühl bis hin zu dem Gefühl eines leichten „Muskelkaters".

Kontraindikationen

- Bei Erkrankungen, die z. B. mit einer eingeschränkten muskulären Funktion einhergehen, ist der kinesiologische Muskeltest nicht oder nur eingeschränkt möglich. Hier bietet der Surrogattest (Test über eine vermittelnde Person) eine gute Alternative.
- Bei psychotischen Erkrankungen gelten alle Kinesiologieformen als kontraindiziert.

2.6 Anthroposophische Medizin

Die Grundlage der von Rudolf Steiner entwickelten anthroposophischen Medizin ist nach Steiner der ganze Mensch mit Leib, Seele und Geist. Die anthroposophische Medizin soll die naturwissenschaftliche Medizin um Erkenntnisse aus der geisteswissenschaftlich orientierten Anthroposophie erweitern.

Konzept

Nach Steiner ist der physische Körper der sichtbare Ausdruck der Individualität. Seele und Geist prägen und gestalten die körperlichen Vorgänge. Entsprechend der Anthroposophie besteht der Mensch aus folgenden **vier Wesensgliedern:**
- physischer Leib
- Ätherleib, der die Gestaltbildung und Lebensorganisation ermöglicht und auch als Lebensleib oder Bildkräfteleib bezeichnet wird
- Astralleib (Seele), der als Träger der Empfindungen und Gefühle gilt
- Ich, das den individuell-geistigen Wesenskern ausdrückt bzw. die geistige Dimension des Menschen repräsentiert

Diese vier Wesensglieder wirken in einem **dreigliedrigen System,** bestehend aus Denken, Fühlen und Wollen zusammen.
- Dem **Denken** ist das Nerven-Sinnes-System zugeordnet. Das Nerven-Sinnes-System zeichnet sich durch abbauende oder auch verhärtende Prozesse aus.
- **Fühlen** hingegen ist Ausdruck des rhythmischen Systems, das durch die Atmung und das Herz repräsentiert wird. Es hat die Aufgabe, zwischen dem Nerven-Sinnes-System und dem Stoffwechsel-Gliedmaßen-System auszugleichen.
- Das Stoffwechsel-Gliedmaßen-System, dem das **Wollen** zugeordnet ist, baut auf, ist aktiv und regelt Wachstums- und Vitalkräfte.

Die Anthroposophie geht davon aus, dass Mensch und Natur eine gemeinsame Entwicklung durchgemacht haben und zwischen beiden eine erkennbare Wesensverwandtschaft besteht. Demnach ist nicht nur am Menschen, sondern auch im Pflanzenreich eine Dreigliederung zu erkennen: Die Pflanze repräsentiert in ihrer Umkehrung den Menschen, d. h. die Wurzeln der Pflanze entsprechen dem Kopf und Gehirn des Menschen und wirken somit auf das Nerven-Sinnes-System. Die Blätter beeinflussen das rhythmische System und die Blüten und Früchte vorrangig das Stoffwechsel-Gliedmaßen-System.

Wirkungen

Die aus dem Zusammenhang von Mensch und Natur gefundenen Heilmittel regen dem Verständnis der Anthroposophie zufolge die Grundvorgänge des menschlichen Organismus an. Somit richten sie sich nicht gegen bestimmte Erkrankungen, sondern unterstützen den Körper, indem sie Organe und körperliche Prozesse dem gesunden Urbild angleichen. So nahm Steiner in der Tumorbildung („Krebsentstehung"), also in der örtlich-bösartigen Zellwucherung, ein Überwiegen der Erdkräfte wahr. Da die Mistel keinerlei Beziehung zur Erde hat und alle typisch irdischen Kräfte meidet, sah er sie als besonders geeignet zur Tumortherapie an, zumal sie eine starke Beziehung zum Wasser und zum Licht aufweist. Inzwischen ist nachgewiesen, dass die Mistel – in richtiger Menge injiziert – gegen Tumoren wirksam eingesetzt werden kann. Heutzutage ist sie aus der naturheilkundlichen Therapie von Tumorerkrankungen nicht mehr wegzudenken.

Durchführung

In der anthroposophischen Medizin werden sowohl speziell aufbereitete anthroposophische Heilmittel verabreicht als auch Therapieverfahren angewendet, die seelische und geistige Seinsebenen ansprechen, z. B. künstlerische Therapien (Malen, Musizieren, plastisches Gestalten usw.) und die **Heileurythmie** (Heilverfahren, bei dem Melodien, Laute und Wörter vom Patienten in Bewegung umgesetzt werden).

Anthroposophische Heilmittel werden besonders aufbereitet, um die Entfaltung der speziellen Bild- und Gestaltkräfte anzuregen. So werden z. B. Pflanzen mit bestimmten Mineralien oder Metallen gedüngt und später verkompostiert. Auf diese Weise wird die Wirkung der Metalle den Lebensvorgängen angeglichen und das „vegetabilisierte Metall" wird an das Organ gelenkt, zu dem die Pflanze eine Beziehung hat.

2

Aufgrund der Vielfalt der anthroposophischen Verfahren bestehen unterschiedliche Arten der Durchführung – hier einige Grundregeln.

Patientensicherheit und Qualitätssicherung

- Kontraindikationen abklären, Patienten aufklären, Einwilligung einholen.
- Arzneimittel zur Misteltherapie sind üblicherweise im Kühlschrank zu lagern.
- Bei parenteraler Verabreichung gelten die üblichen Regeln für Hygiene und Injektionen / Infusionen.
- Wesentliche Informationen zu Untersuchung, Aufklärung, Behandlung und Ablauf dokumentieren (Patientenrechtegesetz, Qualitätssicherung).

Indikationen

Die Indikationsliste umfasst alle in der HP-Praxis üblichen Indikationen. Auch bei schwerwiegenden Erkrankungen können anthroposophische Arzneimittel und Therapiestrategien mit gebotener Sorgfalt unterstützend eingesetzt werden.

Risiken und Nebenwirkungen

Bei sachgerechter Anwendung sind bei den meisten Arzneimitteln und Verfahren keine Nebenwirkungen bekannt. Gegenanzeigen und Wechselwirkungen anthroposophischer Arzneimittel ergeben sich aus deren Inhaltsstoffen: So kann z. B. die sehr bewährte anthroposophische Misteltherapie allergische Reaktionen und Juckreiz verursachen, eine Erhöhung der Körpertemperatur auf bis zu 38 °C wird eher als positive Heilreaktion gewertet, es können aber auch Fieber, grippeähnliche Allgemeinsymptome und Blutbildveränderungen auftreten.

Auch die nicht-medikamentösen Verfahren können bei unsachgemäßer Anwendung Nebenwirkungen haben, z. B. psychische (Über-)Reaktionen bei Heileurythmie.

Kontraindikationen

Kontraindikationen können sich bei anthroposophischen Arzneimitteln aufgrund der Substanzeigenschaften (z. B. Toxikologie) generell oder für bestimmte Lebensalter ergeben.

Für die Misteltherapie gibt es einige Anwendungsbeschränkungen (z. B. bei bestimmten Krebsarten) und relative sowie absolute Kontraindikationen, z. B. bei Fieber. Die Anwendung ist bei manchen Krebsarten (malignes Melanom, Hodgkin-Lymphom) umstritten. Die Angaben der Hersteller unterscheiden sich sehr.

Nicht-medikamentöse Verfahren wie Kunsttherapie oder Heileurythmie können bei schweren psychischen Erkrankungen kontraindiziert sein.

2.7 Aromatherapie

Mit aromatisch duftenden Pflanzen, Harzen und Rinden wurden in fast allen Kulturen des Altertums Räucherungen durchgeführt, um z. B. Krankheiten zu behandeln oder den Göttern eine Opfergabe zu bringen: So sind z. B. jährlich etwa 250.000 kg Weihrauch babylonischen Priestern dargebracht und verbrannt worden. Bekannt waren aber auch die Herstellung duftender Salben aus zerstampften Blüten und – in späterer Zeit – spezielle Auszugsverfahren, um aus Harzen, Blüten und Heilpflanzen Parfümöle zu gewinnen.

Die Destillation wurde um 1000 n. Chr. von dem persischen Arzt und Alchemisten Ibn Sina, auch unter dem Namen Avicenna bekannt, erfunden.

1928 begann der französische Chemiker René Gattefossé, mit Parfüms und Kosmetika zu experimentieren. Er beschäftigte sich intensiv mit den Pflanzenessenzen und nannte seine Erkenntnisse der Heilwirkungen „Aromatherapie". Mit diesem Begriff, den er 1936 als Titel für ein Buch verwendete, gab er der Behandlung mit duftenden Pflanzenstoffen die heute übliche Bezeichnung.

Konzept

Ätherische Öle (➤ 2.37) sind im Gegensatz zu gewöhnlichen Pflanzenölen wie z. B. Sonnenblumen- oder Mandelöl hochgradig flüchtig und hinterlassen auf Fließpapier in der Regel keinen Fettfleck. Mit Wasser vermischen sie sich schlecht, lösen sich aber hervorragend in fettem Öl oder hochprozentigem Alkohol. Ätherische Öle sind häufig in einzelnen Pflanzenteilen als winzige Öltröpfchen besonders konzentriert eingelagert. Einige Pflanzen produzieren verschiedene Öle in unterschiedlichen Pflanzenteilen. So lassen sich aus dem Orangenbaum z. B. drei Essenzen herstellen: Orangenschalenöl, Orangenblätteröl (Petitgrain) und Orangenblütenöl (Neroli).

Zur Gewinnung ätherischer Öle werden – je nach deren Löslichkeit und zu verarbeitendem Pflanzenteil – unterschiedliche Methoden angewandt.

- **Wasserdampfdestillation:** Hierbei wird zerkleinertes Pflanzenmaterial im Destillierkolben auf einen Rost gelegt. Von unten wird nun Wasserdampf zugeführt, der das ätherische Öl herauslöst und mit sich nimmt. Im angeschlossenen Kondensor, einem wassergekühlten Rohr, wird der essenzhaltige Dampf aufgefangen und in ein Gefäß geleitet, das Wasser enthält. Da Öl leichter ist als Wasser, können beide Flüssigkeiten gut voneinander getrennt werden. Um eine gute Qualität zu erhalten, sollte die Destillation langsam durchgeführt werden, damit auch aromatische Bestandteile der Pflanze, die nur schwer verdunsten, in die Essenz übergehen.
- **Extraktion:** Durch chemische Lösungsmittel (z. B. Petrol, Äther, Hexan) werden die ätherischen Öle herausgelöst. Das Lösungsmittel wird später verdampft, allerdings können giftige Lösungssubstanzen zurückbleiben. Durch die Extraktion – ein heute nur noch selten eingesetztes Isolierverfahren – können ätherische Öle schnell und kostengünstig gewonnen werden.

- **Enfleurage:** Um sehr feine und schwer isolierbare Blütenöle (z. B. Jasmin- und Rosenblüten) zu gewinnen, die sich nicht durch Wasserdampfdestillation herstellen lassen, werden die empfindlichen, frisch gepflückten Blüten einzeln nebeneinander auf Butter oder Schweinefett gelegt. Das Fett sättigt sich mit dem ätherischen Öl und wird danach herausgezogen.
- **Pressung:** Ätherische Öle aus Fruchtschalen wie z. B. Orangen-, Mandarinen-, Zitronen- und Grapefruitöl werden mittels Kaltpressung gewonnen. Da eventuell vorhandene Pestizidrückstände in die Essenz gelangen können, sind Produkte aus biologischem Anbau zu bevorzugen.

Wirkungen

Aufgenommen über etwa 100 Millionen Riechzellen, lösen die duftenden Substanzen über den Riechnerv Nervenimpulse aus, die in das sog. Riechzentrum weitergeleitet werden. Dieses liegt im Bereich des Hippocampus und ist somit Teil des **limbischen Systems.** Das limbische System, als Zentralstelle des endokrinen, vegetativen und psychischen Regulationssystems, verarbeitet Reize aus dem Körperinneren und von außen, es steuert das emotionale Verhalten, ist Zentrum der Gefühle und mit anderen Zentren am Gedächtnis beteiligt. So ist es durchaus möglich, dass ätherische Öle längst vergessene Erinnerungen wachrufen und Gefühle (positiv) beeinflussen. Da im limbischen System zudem einige Vitalfunktionen des Körpers wie Atmung, Herztätigkeit und Hormonhaushalt sowie Kreativität und Lebenswillen angesiedelt sind, wirken sich ätherische Öle auch hierauf günstig aus.

Neben dieser „feinstofflichen“, also materieller Wirkweise auf der psychisch-geistigen Ebene wirken die ätherischen Öle aber auch im Sinne einer Substitution auf „grobstofflicher“, also materieller Ebene.

Die Essenzen werden über die **Schleimhaut** des **Atemtrakts** aufgenommen und wirken desinfizierend, schleim- oder krampflösend. Auf die **Haut** aufgetragen, wirken ätherische Öle auf die inneren Organe. Die Inhaltsstoffe und Wirkungen sehr vieler Öle sind heute gut untersucht, viele ihrer Anwendungsgebiete gelten als wissenschaftlich erwiesen.

Durchführung

Ätherische Öle bieten äußerst vielfältige Anwendungsmöglichkeiten. Bei der Behandlung von Kindern ist jeweils nur die Hälfte der für Erwachsene angegebenen Tropfenzahl zu verwenden.

- **Duftlampe:** Die Öle werden zur Stimmungsbeeinflussung und Ionisierung der Raumluft eingesetzt. Hierbei gibt man einige Tropfen der Essenz (5–10 Tropfen) in die mit Wasser gefüllte Schale der Aromalampe und entzündet die darunter stehende Kerze. Leicht flüchtige Essenzen (z. B. Zitrusöle) müssen höher dosiert werden (max. 15 Tropfen), andere wiederum sind sehr konzentriert und rufen bei hoher Dosierung evtl. Kopfschmerzen oder Übelkeit hervor. Von stark konzentrierten Ölen, wie z. B. Cistrose, Narde, Patchouli oder Vetiver genügen bereits 1–2 Tropfen.
- **Inhalation:** Mit Inhalationsgeräten oder der alten „Schüssel-Tuch-Methode“ entfalten die Öle ihre Wirkung über die Atemwege (Vorsicht, mögliche Augenreizung!).
- **Kompressen:** Mit ätherischen Ölen getränkte, heiße Kompressen werden direkt auf die erkrankte Stelle oder auf die Reflexzonen aufgelegt.
- **Massage, Bäder:** Mit geruchsfreien Basisölen (z. B. Mandel- oder Jojobaöl, 10–15 Tropfen auf 100 ml Trägeröl) versetzt, werden ätherische Öle einmassiert, Akupunkturpunkte stimuliert oder spezielle Reflexpunkte eingerieben. Für ein Bad werden die ätherischen Öle mit Emulgatoren (z. B. Sahne, Honig, neutrale Seifengrundlage) versehen. Je heißer das Bad, desto besser kann die Haut die Öle aufnehmen.
- **Orale Einnahme:** Zur hohen Schule der Aromatherapie und nur in die Hände von erfahrenen Therapeuten gehört die orale Einnahme der ätherischen Öle. Wegen der hohen Konzentration geschieht dies nur tropfenweise.
- **Rektale Verabreichung:** Insbesondere in Frankreich und Spanien werden ätherische Öle per Suppositorien (Arzneizäpfchen) verwendet. Der Grundgedanke ist die momentane Umgehung der Leberentgiftung.

MERKE

Ätherische Öle dürfen keinesfalls pur angewendet werden! Dies kann Verbrennungen ähnliche Hautverletzungen mit Narbenbildung hervorrufen.

Patientensicherheit und Qualitätssicherung

Weil es ätherische Öle von grundlegend unterschiedlicher Wirkrichtung und Zusammensetzung gibt, können keine allgemeinen Angaben zu Dosierung, Indikation, Risiken, Nebenwirkungen und Anwendungsgebieten gemacht werden.

- Kontraindikationen abklären, Patienten aufklären, Einverständnis einholen.
- Beachten Sie, dass für einige Öle Anwendungsbeschränkungen bestehen. Wenn Sie ätherische Öle für den Praxisbedarf (unmittelbare Anwendung am Patienten) selbst mischen wollen, müssen Sie dies bei Ihrer zuständigen Bezirksregierung anzeigen (erlaubnisfreie, aber anzeigepflichtige Herstellung von Arzneimitteln).
- Verwenden und verordnen Sie ausschließlich qualitativ hochwertige ätherische Öle mit lückenloser Deklaration. Einige ätherische Öle können durch das Deutsche Arzneibuch und das Europäische Arzneibuch monografiert sein und sind in arzneilicher Qualität über die Apotheke zu beziehen. Keinesfalls dürfen synthetische Öle verwendet werden, auch nicht für die Duftlampe. Weisen Sie Ihre Patienten ausdrücklich darauf hin.
- Ätherische Öle können Allergien auslösen, deshalb sollte die Verträglichkeit eines Öles oder einer Ölmischung insbesondere bei empfindlichen Patienten vor der Anwendung auf der Haut durch Einreibung am Unterarm geprüft werden: Bei Rötung, verbunden mit Juckreiz und/oder Schwellung nach einigen Minuten liegt eine allergische Reaktion vor.
- Aufgrund der Gefahr von Nebenwirkungen und allergischen Reaktionen sowie der haftungsrechtlichen Situation sollten die ora-

2

le und rektale Therapie nur mit höchster Sachkunde und Vorsicht eingesetzt werden. Das gleiche gilt für die Behandlung von Kindern, Schwangeren und Stillenden.
- Wesentliche Informationen zu Untersuchung, Aufklärung, Behandlung und Ablauf dokumentieren (Patientenrechtegesetz, Qualitätssicherung).

Indikationen

Es gibt ein breites Anwendungsspektrum; hervorzuheben sind folgende Eigenschaften verschiedener Öle: antibakteriell, antiviral, durchblutungsfördernd, lymphanregend, schmerzlindernd, entzündungshemmend, beruhigend, vegetativ ausgleichend, spasmolytisch, stimmungsaufhellend, anregend.

In der Praxis werden ätherische Öle besonders zur Behandlung **psychosomatischer Beschwerden** wie z. B. Schlafstörungen, Verstimmung, Nervosität oder Stress angewendet. Auch als **unterstützende Heilmittel** bei Erkältungskrankheiten, entzündlichen Prozessen, rheumatischen Erkrankungen, Durchblutungsstörungen, Schmerzen, Lymphstauungen, Wechseljahresbeschwerden oder nervösen Magen-Darm-Beschwerden sowie zur Schleimhautpflege unter Chemotherapie sind die ätherischen Öle anerkannt.

Risiken und Nebenwirkungen

Ätherische Öle führen, eine fachgerechte Anwendung vorausgesetzt, selten zu Nebenwirkungen; diese können jedoch gravierend sein.

Das größte Risiko liegt darin, dass in Unkenntnis der Wirkstoffe ätherischer Öle diese kritiklos in zu hoher Konzentration und/oder über einen zu langen Zeitraum in relevanter Menge zugeführt werden. Höher konzentrierte Anwendungen über längeren Zeitraum tragen die Gefahr der **chronischen Intoxikation** in sich; d. h. der Körper nimmt mehr Wirkstoffe auf, als er ausscheiden kann.

Haut: Einige ätherische Öle (z. B. Engelwurz, Bergamotte) steigern die Lichtempfindlichkeit der Haut (Photosensibilisierung), d.h., dass der Patient die behandelten Hautstellen nicht starker Sonnenbestrahlung oder einem Solariumbesuch aussetzen soll. Deshalb dürfen einige ätherische Öl nur als Verdünnungen (z. B. 3%, max. 10%) eingesetzt werden.

Atemwege:
- Kampfer, Pfefferminze, Minze und andere stark riechende ätherische Öle können bei Säuglingen und Kleinkindern einen Glottiskrampf (Stimmritzenkrampf) oder über einen Bronchospasmus asthmaähnliche Zustände bis hin zum reflektorischen Atemstillstand verursachen!
- Asthmatiker können mit verstärktem Bronchospasmus auf Fichten-, Kiefernnadeln- und Terpentinöl reagieren.
- Bei der Raumbeduftung sind allergische Reaktion oder auch allergiefördernde Wirkungen mit ziemlicher Sicherheit ausgeschlossen.

Kinder: In der Umgebung von Kleinkindern sollten extrem frisch riechende und anregend wirkende Öle wie Minze und Zitrone nicht angewendet werden, weil sie evtl. sonst nicht zur Ruhe kommen. Die Haut von Kindern ist besonders empfindlich, hier dürfen niemals aggressive, hautreizende Öle eingesetzt werden.

Allergien: Es kann zu verschiedenen allergischen Reaktionen (Haut, Schleimhäute, Atemwege – Juckreiz, Rötung, Schwellung) kommen; diese können sich auch nach anfänglicher Verträglichkeit entwickeln und im Extremfall bis zum anaphylaktischen Schock führen.

MERKE

Erstmaßnahmen bei anaphylaktischer Reaktion

Stadium 0: Die aufgetragene Ölmischung zunächst mit einem Tuch, das mit etwas fettem Öl getränkt wurde, abtupfen und anschließend die betroffene Hautstelle gründlich waschen. Den Patienten mindestens 45 Minuten beobachten. Entwickelt sich die anaphylaktische Reaktion weiter, müssen der Notarzt angefordert und stadienangepasst weitere Maßnahmen der Notfalltherapie durchgeführt werden.

Kontraindikationen

Besonders für die örtliche *(topische)* Anwendung von Aromaölen sind unbedingt die Kontraindikationen der jeweiligen Öle zu beachten!
- **Schwangerschaft:** Schwangere sollten Mischungen ätherischer Öle nur in der niedrigen 2,5-prozentigen Mischung anwenden. Eine Mischung soll nicht länger als drei Wochen eingesetzt werden. Schwangeren dürfen keine menstruationsfördernden *(emmenagogen)* und stark durchblutungsfördernden Öle verordnet werden. Einige ätherische Öle können Wehen auslösend wirken.
- **Stillzeit:** Hier gelten die gleichen Regeln wie in der Schwangerschaft, zudem ist darauf zu achten, dass etwa 30–45 Min. vor dem Stillen keine Aromamischung mehr aufgetragen wird. Während der Stillzeit dürfen keine aggressiven Öle (z. B. phenolhaltiges Thymianol) verordnet werden.
- **Schleimhäute/Hautdefekte:** Ätherische Öle sind auf Schleimhäuten und verletzter Haut mit großer Vorsicht und bei strenger Indikationsstellung anzuwenden.
- **Krebserkrankung:** Bei hormonabhängigen Mamma- und Prostatakarzinomen sollen sicherheitshalber hormonartig wirkende ätherische Öle nicht verwendet werden.
- **Weitere Kontraindikationen** gibt es aufgrund der Anwendungsart ätherischer Öle, z. B. bei Bädern (kein heißes Vollbad bei Neigung zu Synkopen) oder Massagen (keine Massage in der Region bestimmter Erkrankungen wie Thrombose, schwere Osteoporose, Tumorerkrankung).

2.8 Atemtherapie

Die Atemtherapie mit ihrem psychosomatischen Ansatz hat sich Anfang des 20. Jahrhunderts aus der Begegnung der westlichen Atemlehren mit verschiedenen Elementen von Gymnastik, Tanz, Psychotherapie und dem fernöstlichen Atemwissen entwickelt. Sie wird v. a. in Einzelpraxen vermittelt, aber auch in psychosomatischen Einrichtungen und Kurkliniken angewandt. Die atemtherapeutische Arbeit gehört zu den übenden Verfahren.

Konzept und Wirkungen

Die Atmung ist als eine der wesentlichen Grundvoraussetzungen des Lebens mit allen Funktionen des Organismus eng verknüpft. Sie gewährleistet nicht nur den Gasaustausch, sondern sie beeinflusst die gesamte Stoffwechsellage und durch Atemrhythmus und Atemfrequenz die Organfunktionen. Jeder Mensch hat seine persönliche Form der Atmung; das Atemmuster von Ein- und Ausatmung, von Zusammenziehen und Entfaltung, Spannung und Entspannung ist so individuell wie die Stimme oder der Fingerabdruck.

Während die im Rahmen der Physiotherapie und Massage ausgeübte Atemtherapie darauf abzielt, durch eine Ökonomisierung der Atmung Erkrankungen und Verletzungen der Atmungsorgane zu behandeln, steht bei der Arbeit der Atemtherapeuten die **Atempflege** im Vordergrund.

Nach Ilse Middendorf liegt der Schlüssel zum **erfahrbaren Atem** im Lassen, Zulassen, Seinlassen. Es geht also nicht darum, den Atem durch bestimmte Techniken zu manipulieren, sondern um die Wiederbelebung von Körperbereichen, die bislang der Wahrnehmung entzogen waren. Blockaden und Verspannungen werden bewusst und können sich lösen; die Seele bekommt Raum und kann sich weiten.

Da sich in der Atmung ebenso Seelisches wie Körperliches ausdrückt, können mithilfe der Atmung alle inneren und äußeren Bezüge, auf die der Mensch physisch und emotional reagiert, bewusst gemacht werden. Durch „Empfinden, Sammeln und Atmen" kann ganzheitliches Erleben und Bewusstwerden stattfinden und eine neue Lebendigkeit erwachsen. Die **Empfindung** zu schulen bedeutet hier, die Körpergrenzen wahrzunehmen, den Körperinnenraum und den Bezug zum Außenraum unterscheiden zu können. In der Haltung des **Sammelns** soll die Aufmerksamkeit auf eine bestimmte Körpergegend gelenkt und dort belassen werden, um diesen Körperbereich in die Gesamtpersönlichkeit zu integrieren. **Atmen** meint in diesem Zusammenhang das rhythmische Geschehen, ein „Weit- und Schmalwerden" des Körperinnenraums. Mittlerweile haben sich verschiedene Arten der Atemtherapie entwickelt.

Durchführung

In der Einzelarbeit entwickelt sich ein Dialog zwischen dem Atem und den Händen des Therapeuten, ein direktes „Atemgespräch". Danach wird das Erlebte zwischen Therapeut und Patient besprochen.

In der Gruppenarbeit steht das eigenständige Üben im Vordergrund. Um Körperräume intensiv zu spüren und zu erleben, werden Bewegungen, Dehnungen, Druckpunkte und Stimme eingesetzt.

Patientensicherheit und Qualitätssicherung

- Kontraindikationen abklären (ggf. einschließlich des psychopathologischen Befundes), Patienten aufklären, Einwilligung einholen.
- Psychische Mitreaktionen beobachten, ggf. erfragen und begleiten; bei heftigeren Reaktionen – auch im Nachhall der Behandlung z. B. einige Tage später - diese therapeutisch abfangen.
- Wesentliche Informationen zu Untersuchung, Aufklärung, Behandlung und Ablauf dokumentieren (Patientenrechtegesetz, Qualitätssicherung).

Indikationen

Die Atemtherapie weist ein breites Spektrum von Indikationen auf. Als Hauptindikationen können genannt werden:
- psychosomatische und funktionelle Störungen, z. B. funktionelle Atemstörungen, Bronchitis, Asthma bronchiale, Störungen des Verdauungs- und Herz-Kreislauf-Systems
- psychovegetative Spannungs- und Erschöpfungszustände
- funktionelle und degenerative Erkrankungen des Bewegungssystems, z. B. Skoliosen, HWS-Syndrom, LWS-Syndrom
- depressive und seelisch labile Zustände
- zur Begleitung natürlicher Lebensprozesse (z. B. Schwangerschaft, Sterben, Lebenskrisen)

Zusätzlich zur indikationsspezifischen Wirkung fördert die Atemtherapie durch die Erweiterung des körperlichen und seelischen Erlebens auch die Selbstdarstellung und Fremdwahrnehmung im sozialen Prozess. Damit gewinnt der Patient an persönlicher Sicherheit und sozialer Kompetenz.

Risiken, Nebenwirkungen, Kontraindikationen

Wird die Atemtherapie sachkundig eingesetzt, sind keine Risiken und Nebenwirkungen zu erwarten.

Als Kontraindikationen gelten akute psychotische Zustände und schwere psychiatrische Erkrankungen, schwere Abhängigkeitserkrankungen und Suizidalität. Die Atemtherapie ist ebenfalls kontraindiziert bei akuten Infektionen der Atemwege.

Je nach Zustand des Patienten und Schweregrad der Erkrankung kann die Atemtherapie einerseits indiziert, andererseits kontraindiziert sein bei Asthma bronchiale (nicht in Zeiten von Anfallshäufung), Cor pulmonale, COPD, Lungenemphysem und Lungenfibrose.

2.9 Ayurveda

Ayurveda (Sanskrit: Veda = Wissen; Ayus = Leben) ist die älteste überlieferte Lehre der Menschheit von Gesundheit, Krankheit und Heilung und wurde bereits vor 5000 Jahren angewendet. Heute ist die ayurvedische Medizin von der WHO anerkannt.

Konzept

Von den insgesamt 20 klassischen Verfahren werden häufig physikalische Therapien (Massagen, Wärme, Bäder) und Entspannungsverfahren (Meditation, Gebet, Yoga, Atemarbeit) eingesetzt sowie pflanzliche und gereinigte mineralische Präparate verordnet.

Fünf Elemente und drei Lebenskräfte

Die Welt – so der Ayurveda – wird von fünf Elementen (Wandlungsphasen) gestaltet: von Äther (Akasha), auch als Raum oder Luft zu übersetzen, von Wind (Vayu), Feuer (Agni), Wasser (Jalam) und Erde (Prithvi). Diese fünf Elemente sind in allem Lebendigen in unterschiedlicher Ausprägung anwesend und durchdringen alle Sinnes- und Handlungsorgane. Somit wird im Ayurveda die Materie nach ihrer Stofflichkeit unterschieden und z. B. als kompakte Festigkeit (Erde) und bewegliche Feinstofflichkeit (Raum) klassifiziert.

Im Körper manifestieren sich die fünf Elemente in den drei Lebenskräften oder Lebenssäften von Vata, Pitta und Kapha, den drei **Doshas.** Als selbstständige Prinzipien regeln sie alle leiblichen und geistigen Körperfunktionen.

Drei Doshas

- **Vata:** Das Bewegungsprinzip repräsentiert Luft und Raum. Zugeordnet sind die Eigenschaften beweglich, schnell, leicht, kalt, subtil, rau, trocken. Vata ist zuständig für alle Bewegungsabläufe und für die Aktivität des Nerven-Sinnes-Systems. Zuwenig Vata macht matt, ein Überschuss schlaflos.
- **Pitta:** Das Stoffwechselprinzip, aus Feuer und Wasser gebildet, ist heiß, scharf, leicht, sauer, durchdringend und leicht ölig. Es reguliert Stoffwechsel, Verdauung, Wärmehaushalt, aber auch Intellekt und Gefühl.
- **Kapha:** wirkt formgebend, strukturbildend, steuert den Flüssigkeitshaushalt, ist schwer, ölig, langsam, kalt, stabil, glatt, fest und träge.

Somit repräsentieren die drei Doshas Bewegung, Energie und Struktur des Menschen.

Aus ayurvedischer Sicht geht jede Erkrankung mit der Vermehrung oder Verringerung eines oder mehrerer Doshas einher. Ziel der Therapie ist es, die Prinzipien Vata, Pitta und Kapha in ein Gleichgewicht zu bringen, die Grundkonstitution zu stabilisieren, die Verdauung zu stärken und Gifte zu eliminieren. Auf diese Weise werden die Selbstheilungskräfte des Körpers aktiviert.

Ayurvedische Ernährung

Je nach Konstitutionstyp werden spezifische Nahrungsmittel empfohlen. So sind für den Vata-Typ in Öl zubereitete Speisen, für den Pitta-Typ kühlende und erfrischende Nahrungsmittel, z. B. Äpfel und Trauben, und für den Kapha-Typ leichte, fettarme Kost geeignet.

Der Ayurveda empfiehlt aufgrund der besseren Verträglichkeit, den überwiegenden Teil der Nahrung warm zu essen.

Durchführung

Zunächst findet eine ausführliche Befunderhebung nach ayurvedischen Kriterien statt, um den Konstitutionstyp des Patienten und seinen gegenwärtigen Zustand festzustellen. Hierfür werden spezielle Diagnosemethoden auf verschiedenen Ebenen eingesetzt wie z. B. Pulstastung, Zungen- und Antlitzdiagnose, Gespräch.

Im Mittelpunkt des Ayurveda stehen **intensive Reinigungsverfahren (Panchakarma)**, die Ölbehandlungen, Einläufe, abführende Verfahren, Dampfbäder, blutentziehende Maßnahmen sowie Instillationen (Einträufelungen) in die Nase, einschließen.

Die Entgiftungskur vollzieht sich in drei Schritten: Stoffwechselanregend wirken die Ölmassagen, die Giftstoffe aus dem Gewebe ziehen. Danach wird durch Dampfbäder oder Schwitzkuren die Sekretion von Haut und Schleimhaut gefördert. Ausleitende Verfahren wie z. B. Einläufe sorgen schließlich dafür, dass die Giftstoffe den Körper verlassen können. Auch das Trinken von reichlich heißem Wasser und die Einnahme von geklärter Butter (Ghee) dienen dem Reinigungsprozess.

In Europa sind insbesondere der Stirnguss und die Ganzkörperölmassage bekannt. Die vierhändige Ganzkörpermassage wird ausgeführt, um die Doshas auszugleichen. Je nach Konstitution wird mit warmem Sesamöl (Vata-Konstitution), Sonnenblumen- oder Sandelholzöl (Pitta-Konstitution) bzw. Kalmuswurzel- oder Maisöl (Kapha-Konstitution) tiefgehend oder sanft massiert. Die Reinigung und Entgiftung des Organismus gehen der weiteren Behandlung voraus, bei der der Ayurveda-Therapeut individuelle Ernährungsempfehlungen gibt sowie spezielle Medikamente oder Meditationsverfahren verordnet.

Patientensicherheit und Qualitätssicherung

- Kontraindikationen abklären, Patienten aufklären, Einwilligung einholen.
- Ayurvedische Produkte sind häufig nur als Nahrungsergänzungsmittel, Tees oder Gewürze erhältlich. Beachten Sie deshalb bei deren Verordnung zu therapeutischen Zwecken das Arzneimittelrecht, die juristischen Aspekte bei Nahrungsergänzungsmitteln und die haftungsrechtlichen Aspekte. Arzneimittel aus dem außereuropäischen Ausland (z. B. Schweiz, Indien) unterliegen der Verschreibungspflicht.
- Wesentliche Informationen zu Untersuchung, Aufklärung, Behandlung und Ablauf dokumentieren (Patientenrechtegesetz, Qualitätssicherung).

Indikationen

Grundsätzlich liegen die Stärken des Ayurveda in der Prävention, Gesundheitserhaltung, Stärkung des Immunsystems, Harmonisierung aller Systeme sowie der Behandlung chronischer Erkrankungen und der Nachsorge schwerer Erkrankungen. Ayurveda versteht sich als „Komplementärmedizin", nicht als „Alternativmedizin" zur Schulmedizin.

Die Indikationsliste umfasst alle in der HP-Praxis üblichen Indikationen. Eine ayurvedische Behandlung ist v. a. angezeigt bei chronischen und degenerativen Krankheiten, wie z. B. bei Herz-Kreislauf-Erkrankungen, rheumatischen Beschwerden, Gicht, Asthma,

Verdauungsstörungen, Migräne, Verstopfung, Allergien, Hautkrankheiten, Depressionen sowie in der Schmerztherapie. Eine Ayurveda-Kur kann auch durchgeführt werden, um durch Stärkung der Abwehrkräfte und Entschlackung der Organe und Gewebe Krankheiten vorzubeugen. Die Harmonisierung der drei Doshas fördert allgemein das seelische Wohlbefinden.

Risiken und Nebenwirkungen

Bei sachgerechter Anwendung sind bei den Arzneimitteln und Verfahren keine Nebenwirkungen bekannt, sie gelten als gut verträglich und universell einsetzbar.

- **Arznei- und Nahrungsergänzungsmittel:** Die Risiken und Nebenwirkungen ergeben sich aus den Inhaltsstoffen der jeweiligen Produkte. Verschiedene Kräuter oder Massageöle können im Einzelfall zu allergischen Reaktionen führen. Einige Pflanzen wirken leicht giftig, es besteht auch die Möglichkeit, dass sie die Wirksamkeit gleichzeitig eingenommener Medikamente beeinflussen. Es sind nur qualitätsgeprüfte Mittel einzusetzen.
- **Physikalische Therapien:** Es gelten die üblichen Risiken und Nebenwirkungen für Massagen, Wärmeanwendungen, Bäder.
- **Entspannungsverfahren:** Auch die nicht-medikamentösen Verfahren können Nebenwirkungen haben, z. B. psychische (Über-) Reaktionen bei Yogatherapie, Atemtherapie und Meditation.

Kontraindikationen

- **Arznei- und Nahrungsergänzungsmittel:** Gegenanzeigen und Wechselwirkungen der ayurvedischen Arznei- und Nahrungsergänzungsmittel ergeben sich aus deren Inhaltsstoffen.
- **Physikalische Therapien:** Es gelten die üblichen Kontraindikationen für Massagen, Wärmeanwendungen, Bäder.
- **Entspannungsverfahren:** Meditation, intensive Gebetspraxis, Yoga und Atemarbeit sind kontraindiziert bei akuten psychotischen Zuständen, schweren psychiatrischen Erkrankungen, schweren Abhängigkeitserkrankungen und Suizidalität.
- **Ernährungstherapien:** Bei der Erstellung eines Ernährungsplanes müssen Vorerkrankungen berücksichtigt werden wie z. B. Diabetes mellitus, entzündliche Darmerkrankungen, Nahrungsmittelallergien und -unverträglichkeiten, Gicht.

2.10 Bachblütentherapie

Der englische Arzt Edward Bach (1886–1936), der Begründer der Bachblütentherapie, entdeckte die 38 Pflanzen, auf denen seine Blütentherapie beruht, in seinen letzten sechs Lebensjahren. Er bezeichnete die ersten Pflanzen, die er entdeckte, als die zwölf Heiler und die vier Helfer. Bach war als Krankenhausarzt und Bakteriologe erfolgreich tätig, bevor er sich anderen Therapieverfahren zuwandte, um eine Möglichkeit zu finden, Erkrankungen ursächlich zu behandeln. Er beschäftigte sich zunächst mit Homöopathie, praktizierte am „London Homoeopathic Hospital" und bereitete die von ihm entdeckten Darmbakterien homöopathisch auf (Bach-Nosoden). Nach eigener Praxis- und intensiver Forschungstätigkeit gab er im Alter von 44 Jahren Praxis und Labor auf, um nach pflanzlichen Alternativen zu seinen bakteriellen Nosoden (➢ 2.22) zu suchen.

Konzept

Bach nahm im Menschen eine spirituelle Dimension wahr und ging davon aus, dass jeder Mensch als Teil des größeren Schöpfungsgedankens eine unsterbliche Seele (das, was der Mensch eigentlich ist) und eine sterbliche Persönlichkeit (das, was er darstellt) hat. Eng mit der Seele verbunden ist das Höhere Selbst, das sozusagen als Vermittler zwischen Seele und Persönlichkeit fungiert. Bach war überzeugt davon, dass es die Aufgabe des Menschen sei, unter der Führung des Höheren Selbst Wissen und Erfahrungen zu sammeln und sich als physisches Wesen zu vervollkommnen.

Gesundheit und Krankheit

Gesundheit ist die vollständige Einheit von Seele, Körper und Geist oder – wie Bach formulierte – die wahre Erkenntnis dessen, wer wir sind. Jeder **Krankheit** hingegen geht ein negativer Seelenzustand voraus, der dadurch entsteht, dass die Persönlichkeit das Höhere Selbst nicht wahrnimmt oder sich in seinem Verhalten gegen das Prinzip der Einheit wendet. Bach unterschied verschiedene Grundmuster oder **archetypische seelische Zustände,** die allen Menschen in unterschiedlicher Ausprägung zu eigen sind. Besonders die sieben negativen Seelenzustände wie Angst, Unsicherheit, ungenügendes Interesse an der Gegenwartssituation, Einsamkeit, Überempfindlichkeit gegen Einflüsse und Ideen, Mutlosigkeit sowie übergroße Sorge um andere sind nach Bach die Grundkrankheiten des Menschen: Dieses alltägliche Verhalten auf der Persönlichkeitsebene steht oft im Widerspruch zum inneren Wesenskern, dem Höheren Selbst des Menschen.

Blütenessenzen

Bach vertraute beim Sammeln und Aufbereiten der 38 Pflanzen weitgehend seiner Intuition. So wurden viele Pflanzen sofort nach dem Pflücken in ein Glas klares Quellwasser gelegt und drei Stunden der Sonne ausgesetzt, bis die Blüten welkten. Das so eingedampfte Wasser wurde mit Alkohol konserviert und im Verhältnis 1 : 240 verdünnt. Frühjahrsblüten von Bäumen und Sträuchern, bei denen die Sonnenkraft nicht ausreichte, sie einzudampfen, wurden gekocht und anschließend verdünnt. Bei dieser Art der Aufbereitung wird die in den Pflanzen enthaltene konzentrierte Information auf das Quellwasser übertragen und – so die Erklärung des Wirkprinzips – gleichsam als psychosomatischer Impuls dem Patienten übermittelt.

Bach hat zusätzlich zu den 38 Essenzen ein „Bach-Komplexmittel" zusammengestellt, die sog. **Notfalltropfen** (*Rescue Remedy,* Nummer 39). Sie enthalten die fünf Bachblüten Star of Bethlehem, Rock Rose, Clematis, Cherry Plum und Impatiens und werden zur

Stabilisierung bei seelischen Schockzuständen und großer innerer Anspannung gegeben.

MERKE

- Notfalltropfen ersetzen weder eine medizinische Notfallbehandlung, noch sind sie als Vorbeugung oder Dauermedikation bei lang anhaltenden Belastungen geeignet!
- Die Rescue-Remedy-Creme enthält zusätzlich Crab Apple und eignet sich sehr gut zur Behandlung von Verletzungen, Insektenstichen, Hautreaktionen.

Wirkungen

Die Blütenessenzen wirken auf das Energiesystem des Menschen ein und korrigieren sanft, wenn die Lebensenergie durch einseitige Verhaltensweisen blockiert ist. So wird z. B. der negative Zustand der Tagträumerei durch die Blütenessenz der Clematis in waches Gegenwartsbewusstsein gewandelt. Bei Angstzuständen und innerer Panik wirkt Rock Rose, bei Ungeduld und Nervosität Impatiens. Somit kann die Bachblütentherapie als „Heilung durch Harmonisierung des Bewusstseins" bezeichnet werden.

Durchführung

Die Blütenessenzen können aufgrund der ausführlichen und einfühlsamen Anamnese ausgewählt werden, häufig werden auch Fragebögen einbezogen. Oft werden nur eine, manchmal auch zwischen vier bis max. acht Bachblüten verordnet, die der seelischen Situation des Patienten am besten entsprechen. Im Laufe der Behandlung kann sich das Spektrum der benötigten Blüten ändern.

MERKE

Bei der Verordnung von Bachblütenessenzen müssen zwei juristische Fallstricke beachtet werden:

- Bachblüten sind nach deutschem Recht keine zugelassenen Arzneimittel im Sinne des Arzneimittelgesetzes (AMG). Ihr gesetzlicher Status ist nicht geklärt. Da sie im Wesentlichen als Lebensmittel gelten, ist ihre Verordnung juristisch und haftungsrechtlich einzuschätzen, wie z. B. die Empfehlung eines Quarkwickels.
- Ein Verordnender darf nach Heilmittelwerbegesetz nicht mit gesundheits- oder krankheitsbezogenen Aussagen für die Bachblütentherapie werben. Auch der Begriff „Bachblütentherapie" ist bereits abmahnfähig.

Patientensicherheit und Qualitätssicherung

- Kontraindikationen abklären, Patienten aufklären, Einwilligung einholen.
- Die Blütenessenzen werden vom Patienten über eine Apotheke oder Versandhandel bezogen und auf Anweisung von ihm selbst gemischt. Ist ein kundenfreundlicher Apotheker bereit, eine Mischung herzustellen (Kosten beachten), liegen die Haftung für die ordnungsgemäße Qualität der aus dem Ausland bezogenen Essenz und die korrekte Ausführung der Mischung bei ihm. Die Haftung für die Auswahl der Essenzen liegt beim Heilpraktiker.
- Bei (trockenen) Alkoholabhängigen und Kindern wird für die Rezeptur statt Alkohol nur reines Wasser verwendet. Diese Mischung ist allerdings nur einige Tage haltbar.
- Wesentliche Informationen zu Untersuchung, Aufklärung, Behandlung und Ablauf dokumentieren (Patientenrechtegesetz, Qualitätssicherung).

Indikationen

Bachblüten eignen sich zur Behandlung akuter psychischer Ausnahmezustände sowie zur positiven Beeinflussung typbedingter, negativer Charakterzüge. Während der Behandlung kann der Patient die negativen Seelenkonzepte erkennen, sich bewusstmachen und in positive, lebensbejahende Qualitäten transformieren. Häufig bessern sich auch körperliche Krankheiten. Die Bachblüten können mit anderen Therapieformen kombiniert werden.

Risiken, Nebenwirkungen, Kontraindikationen

In der Fachliteratur werden Nebenwirkungen und Kontraindikationen nicht beschrieben. Als Erstreaktion kommt es bei manchen Patienten zu verstärkter Traumaktivität oder zu vorübergehendem Aufflackern alter seelischer oder körperlicher Symptome (Dosierung ggf. herabsetzen).

Mitunter werden zum Teil starke Erstreaktionen beobachtet, die (psycho-)therapeutisch begleitet werden müssen. Deshalb können akute psychotische Zustände und schwere psychiatrische Erkrankungen, schwere Abhängigkeitserkrankungen und Suizidalität als Kontraindikation betrachtet werden. Es liegt in der Verantwortung des Heilpraktikers, die Reaktionen des Patienten zu beobachten und die Behandlung entsprechend zu modifizieren.

2.11 Baunscheidt-Verfahren

Das Baunscheidt-Verfahren, ein Heilverfahren zur Ableitung über die Haut und somit Bestandteil der Ab- und Ausleitungsverfahren (➤ 2.2), ist die bekannteste aller ausschlagerzeugenden Methoden. Carl Baunscheidt (1809–1873), Mechaniker und durch falsche Ernährung an einem Gichtleiden erkrankt, entwickelte dieses Verfahren.

Konzept

Als ihn an einem Sommertag Mücken in die rechte Hand gestochen hatten und einige Tage später seine Gichtschmerzen verschwunden waren, erfand Baunscheidt ein Gerät, mit dem er in die Haut ritzen konnte. In Nachahmung der Mückenstiche schaffte er mithilfe des **Stichelgeräts** Hautöffnungen, durch die die „krankhaften Stoffe" entweichen konnten.

Zudem entwickelte er ein **hautreizendes Öl,** um auch die Heilwirkung des von den Mücken ausgeschiedenen Sekrets nachzuahmen, das wohl die Schwellung und Pustelbildung verursacht hatte.

Das Baunscheidt-Verfahren wurde damals von der Bonner Medizinischen Fakultät allen praktischen Ärzten nachdrücklich empfohlen und war auch in Laienkreisen bekannt.

Lebenswecker

Der von Baunscheidt entwickelte Nadelapparat, den er auch als Lebenswecker bezeichnete, besteht aus 33 Stahlnadeln, die 1–2 mm tief in die Haut eingeschnellt werden, ohne dass Blut zutage tritt. Die Stichtiefe kann eingestellt werden und richtet sich nach der Dicke der Oberhaut in dem zu behandelnden Gebiet.

Baunscheidt-Öl

Das Baunscheidt-Öl enthält heutzutage überwiegend hautreizende Stoffe wie z. B. Cantharidin, Wacholderöl, Senföl oder Euphorbiumsaft. In alter Tradition hergestellte Baunscheidt-Öle enthielten (Rp) Krotonöl, das zwar zur Ausbildung einer starken Hautreaktion mit eitrigen Pusteln führt, jedoch als Kokarzinogen gilt. Es ist in Deutschland nicht mehr erhältlich. Krotonölfreie Baunscheidt-Öle verursachen keine so starken Reaktionen und rufen nur Hautquaddeln oder ein lokales Erythem hervor.

Wirkungen

Durch die Reizung der Haut werden die **lokale Durchblutung** und reflektorisch die Durchblutung der den Segmenten (Hautsegmente) zugeordneten inneren Organe angeregt und somit eine allgemeine **Tonisierung** (Kräftigung) und **Muskelentspannung.** Zudem werden der **Lymphfluss** nach innen und nach außen (Exsudat) aktiviert, **Gift-** und **Krankheitsstoffe** sowie Schmerzmediatoren ausgeleitet. Durch die künstlich hervorgerufene Entzündung werden immunologische Prozesse in Gang gesetzt und die **Immunabwehr** gestärkt.

Durchführung

MERKE

Einige angebotene Baunscheidt-Öle können zur allergischen Reaktion führen. Aufgrund der (sehr geringen) Gefahr einer anaphylaktischen Reaktion ist es ratsam, bei allergiegefährdeten Personen zunächst nur an einer kleinen Stelle eine Probestichelung vorzunehmen.

Die desinfizierte Haut (ggf. vorher rasieren) wird mit dem Nadelgerät sanfter oder kräftiger gestichelt – bevorzugt paravertebral (ca. 20-mal auf jeder Seite), seltener am Brustkorb, an Armen, Gesäß und Unterschenkeln. Danach wird die aufnahmebereite Haut mit dem Öl eingerieben. Um Infektionen zu vermeiden, sollte das Öl mit einem sterilen Watteträger aufgetragen werden; der Behandler sollte dabei Einmalhandschuhe tragen. Ein rutschfester Verband wird mit Pflaster fixiert und für 3–5 Tage dort belassen.

Je nachdem, welches Öl verwendet wurde, bilden sich in dieser Zeit ein Erythem, Quaddeln oder gelegentlich hirsekorngroße, klare bzw. mit Eiter gefüllte Pusteln, die einige Tage später aufplatzen oder eintrocknen.

Patientensicherheit und Qualitätssicherung

- Kontraindikationen abklären, Patienten aufklären, Einwilligung einholen. Das Baunscheidt-Verfahren gehört zu den invasiven Methoden mit gesteigertem Infektionsrisiko. Deshalb ist auf hygienisches Arbeiten und Einhaltung aller geltenden Richtlinien zu achten!
- Es empfiehlt sich unbedingt die Verwendung von Einmalköpfen für Schnepper bzw. Roller. Diese müssen lediglich hygienegerecht entsorgt werden. Andernfalls müssen die Köpfe der Schnepper bzw. die Roller nach der Behandlung hygienisch einwandfrei aufbereitet, also desinfiziert, gereinigt, sterilisiert und dokumentiert gelagert werden.
- Einweg-Schnepper und -Roller müssen gemäß MPG ein CE-Kennzeichen haben und steril verpackt sein, das Verfallsdatum darf nicht überschritten sein. Nach Gebrauch sind sie unverzüglich in dafür zugelassene Behälter (Entsorgungsbehälter für Sharps), ohne Zwischenlagerung und ohne die Gefahr einer Nadelstichverletzung zu entsorgen.
- Bei empfindlichen und allergischen Patienten Allergietestung vornehmen.
- Wesentliche Informationen zu Untersuchung, Aufklärung, Behandlung und Ablauf dokumentieren (Patientenrechtegesetz, Qualitätssicherung).

Indikationen

Das Baunscheidt-Verfahren kann lokal zur Behandlung von Schmerzzuständen sowie segmental zur Beeinflussung innerer Organe eingesetzt werden. Bei folgenden Hauptindikationen wird das Therapieverfahren besonders erfolgreich angewendet:

- **Erkrankungen des Bewegungsapparats:** Arthritis, Arthrose, HWS-, BWS- und LWS-Syndrom, Neuralgien, Rheuma, Myalgien
- **Abwehrschwäche:** z. B. rezidivierende Bronchitis, Infektanfälligkeit bei Kindern (z. B. Angina)
- **Verdauungs- und Stoffwechselstörungen:** Gastritis, Reizkolon, Obstipation, Erkrankungen der Galle und Gallenwege, Funktionsstörungen des Dickdarms, Pankreasschwäche, Divertikulitis
- **Infektanfälligkeit:** v. a. HNO-Erkrankungen, Bronchitiden
- **funktionelle Beschwerden:** funktionelle Herzbeschwerden, vegetative Dystonie, funktionelle Störungen der Schilddrüse

Um bei geschwächten und asthenischen (schwachen, schlank- und schmalwüchsigen) Patienten eine allgemeine Tonisierung zu erzielen, ist das Baunscheidtieren besonders zu empfehlen.

2

Risiken und Nebenwirkungen

Die Patienten müssen darüber aufgeklärt werden, dass es in seltenen Fällen zu einer allergischen Reaktion, Juckreiz, Narbenbildung oder Hyperpigmentierung kommen kann. Eine anaphylaktische Reaktion tritt extrem selten auf, ist aber nicht auszuschließen.

MERKE

Erstmaßnahmen bei anaphylaktischer Reaktion

Stadium 0: Das aufgetragene Baunscheidtöl zunächst mit einem Tuch, das mit etwas fettem Öl getränkt wurde, abtupfen und anschließend die betroffene Hautstelle gründlich waschen. Den Patienten mindestens 45 Minuten beobachten. Entwickelt sich die anaphylaktische Reaktion weiter, müssen der Notarzt angefordert und stadienangepasst weitere Maßnahmen der Notfalltherapie durchgeführt werden.

Kontraindikationen

Keine Anwendung direkt auf lokalen Entzündungen, Naevi (Muttermalen), Narben, vorgeschädigter Haut, bei akuten Hautkrankheiten und -infektionen sowie auf Hautarealen nach Radiatio (Bestrahlung). Nicht anwenden bei Fieber und schweren Autoimmunerkrankungen.

2.12 Biochemie nach Schüßler

Der deutsche Arzt Wilhelm Schüßler (1821–1898), der Begründer der Biochemie (griech. bios = Leben) – der „Chemie des Lebens" praktizierte zunächst als Homöopath und galt 15 Jahre lang als einer der eifrigsten Vorkämpfer des homöopathischen Gedankenguts. Aufgrund der großen Anzahl oft noch ungeprüfter homöopathischer Mittel wollte er ursprünglich nur die in der Homöopathie verwendeten Mineralstoffe zur Grundlage einer neuen Therapie machen.

Konzept

Bei seinen Forschungen, die stark von den Erkenntnissen der Chemie und Zellularpathologie geprägt waren, richtete Schüßler sein Augenmerk auf die Mineralsalze und deren Wirksamkeit. Ab 1872 behandelte er Krankheiten ausschließlich mit **potenzierten anorganischen Salzen** gemäß seinem Leitsatz: *„Die im Blute und in den Geweben vertretenen anorganischen Stoffe genügen zur Heilung aller Krankheiten, die überhaupt heilbar sind."* Durch Untersuchungen konnte er nachweisen, dass sich je nach vorliegender Krankheit sowohl die Verteilung als auch die Verwertbarkeit bestimmter Mineralsalze im Körper verändern. 1874 veröffentlichte er unter dem Titel *Eine abgekürzte Therapie – Anleitung zur biochemischen Behandlung von Krankheiten* die theoretischen und therapeutischen Grundlagen der Biochemie nach Schüßler.

Tab. 2.2 Die 12 Schüßler-Salze.

Mineralsalz	Vorkommen im Körper	Anwendungsgebiete
1. Calcium fluoratum	in Zellen der Oberhaut, im Schmelz der Zähne, in Knochen und elastischen Fasern	wichtiges Mittel für das Stütz- und Bindegewebe; bei Bindegewebsschwäche, Hämorrhoiden, Venenleiden, Gelenkbeschwerden, Knochen- und Zahnerkrankungen
2. Calcium phosphoricum	in allen Körperzellen, v. a. in den Knochenzellen	wichtiges Aufbau- und Kräftigungsmittel, bei Blutarmut, in der Rekonvaleszenz
3. Ferrum phosphoricum	im Blut, in den Muskelzellen, in den Darmzotten, im retikuloendothelialen System (RES)	bei entzündlichen und fieberhaften Prozessen im Anfangsstadium (1. Entzündungsstadium, ohne Sekretion), plötzlich auftretende Erkrankungen, Blutarmut
1. Kalium chloratum	Bestandteil fast aller Körperzellen, Beziehung zum Mesenchym	Mittel für das 2. Entzündungsstadium, bei fibrinösen Entzündungen und chronischen Schleimhautentzündungen
5. Kalium phosphoricum	in Gehirn-, Nerven- und Muskelzellen, Blutkörperchen, in Blut und Lymphe	Erschöpfungszustände, Nervenschwäche, Kräfteverfall
6. Kalium sulfuricum	in Epithelzellen von Haut und Schleimhaut, in Muskeln meist zusammen mit Eisen	Mittel für das 3. Entzündungsstadium bei gelblich-schleimiger Sekretion, chronische Schleimhautkatarrhe
7. Magnesium phosphoricum	in Muskeln, Blutkörperchen, Nerven, Gehirn und Rückenmark, in Knochen und Zähnen	bei Krämpfen aller Art, Koliken und Schmerzen, Migräne, Neuralgien
8. Natrium chloratum	in allen extrazellulären Körperflüssigkeiten und Geweben enthalten	beeinflusst den Säure-Basen- und den Wasserhaushalt; bei Abmagerung, Schleimhautkatarrhen mit wässrigen Absonderungen, rheumatischen Beschwerden
9. Natrium phosphoricum	Bestandteil der Blutkörperchen, der Muskeln, der Nerven- und Gehirnzellen und der Lymphe	Stoffwechselstörungen, Übersäuerung, Neigung zu Rheuma und Gicht, Ischiasbeschwerden, Drüsenschwellungen
10. Natrium sulfuricum	extrazellulär im Interstitium	bei Störungen der Ausscheidungsorgane, Neigung zu Fettleibigkeit und Leberleiden, Hautausschlägen, alten Wunden
11. Silicea	Bestandteil des Bindegewebes, von Haut und Schleimhaut, Haaren, Nägeln, Knochen und Nerven	akute und chronische Entzündungen mit Eiterungen, Bindegewebsschwäche, Erkrankungen der Nägel und Haare, Regenerationsmittel
12. Calcium sulfuricum	in mesenchymalen Membranen	Abszesse, Furunkel, Karbunkel, Bindehautentzündung, Fokalrheuma

Wirkungen

Die Biochemie beruht auf der Tatsache, dass in allen lebenden Organismen Mineralstoffe in unterschiedlicher Menge und Zusammensetzung enthalten sind, die notwendig sind für den Aufbau und die Funktionsfähigkeit des menschlichen Organismus. Ihre physiologisch richtige Bewegung, d. h. die natürliche zeitliche und örtliche Verteilung der einzelnen Substanzen, gewährleistet den physiologischen Ablauf des gesamten Stoffwechsels. Liegt hingegen „eine Verteilungsstörung der anorganischen Stoffe in den Geweben" vor, kann nach Schüßler Krankheit entstehen. Dabei beruht die Verteilungsstörung nicht etwa auf einem Mangel, sondern auf der **Nichtverwertbarkeit** jeweiliger Mineralsalze. Durch die Verabreichung verdünnter biochemischer Arznei können die **krankhaften Verwertungsblockaden** aufgehoben werden.

Durchführung

Die Schüßler-Mittel werden aus anorganischen Substanzen hergestellt, die den Mineralstoffen des Organismus homogen (gleichartig) sind, z. B. Kochsalz, Kieselsäure, und mittels Verreibung potenziert (➤ 2.22) werden. Die Biochemie bezweckt die direkte Korrektur der gestörten physiologischen Chemie. Dementsprechend werden biochemische Mittel nach physiologischen und pathophysiologischen Kriterien (z. B. nach Beschaffenheit von Ausscheidungen, Sekreten, Geweben) verordnet.

Verwendet werden die Schüßler-Salze (➤ Tab. 2.2) in **niedrigen Potenzen,** D 3–D 12: Sie sind traditionell als Tabletten, aber auch als Globuli und Tropfen oder – zur äußerlichen Anwendung – als Salben oder Cremes erhältlich. Damit sie möglichst direkt über die Schleimhaut aufgenommen werden, sollte man die Tabletten in der Wangentasche zergehen lassen. Die Dosierung orientiert sich an Art und Zustand der Erkrankung.

Patientensicherheit und Qualitätssicherung

- Kontraindikationen abklären, Patienten aufklären, Einwilligung einholen.
- Bei der Anwendung biochemischer Salben in Form von Massagen, Verbänden oder Auflagen sind die Hygieneregeln zu beachten.
- Wesentliche Informationen zu Untersuchung, Aufklärung, Behandlung und Ablauf dokumentieren (Patientenrechtegesetz, Qualitätssicherung).

Indikationen

Alle Erkrankungen, die prinzipiell regulierenden Maßnahmen noch zugänglich sind, können biochemisch behandelt werden.

Risiken und Nebenwirkungen

Risiken und Nebenwirkungen sind nicht bekannt.

Durch die Beeinflussung der Stoffwechselvorgänge des Körpers kann es zu u. U. zu Erstreaktionen wie z. B. einer erhöhten Ausscheidung von Stoffwechselprodukten kommen.

Kontraindikationen

Für Patienten mit einer Unverträglichkeit von Milchzucker (Laktoseintoleranz) bieten Hersteller laktosefreie Globuli oder Tropfen an. Die Milchzucker-Tabletten einiger Hersteller können Spuren von Gluten enthalten, was bei Zöliakie- oder Sprue-Patienten zu beachten ist.

2.13 Bioresonanztherapie

Die Bioresonanztherapie (kurz BRT, griech. bios = Leben; lat. resonare = widerhallen, mitschwingen) wurde von dem Arzt Franz Morell und dem Elektroingenieur Erich Rasche begründet und zunächst nach den Anfangsbuchstaben ihrer Namen als **Mora-Therapie** bezeichnet.

Konzept und Wirkungen

Die Begründer gehen davon aus, dass der menschliche Körper von einem **elektromagnetischen Feld** durchdrungen und umgeben ist, das alle biochemischen Vorgänge steuert. Demnach hat jeder Mensch und jedes Organ ein individuelles Spektrum, das sich durch belastende Faktoren allerdings ändern kann. Zu diesen gehören psychische oder geopathische Belastungen, Schwermetalle, Allergene, Toxine, chronische Herde. Durch die Bioresonanztherapie soll das Ladungspotenzial wieder aufgebaut und stabilisiert werden, indem – so die Vorstellung – die patienteneigenen Schwingungen abgenommen, im Gerät in entgegengesetzte Muster umgewandelt und zurückgegeben werden und somit eine **„Löschung"** der **pathologischen Frequenz** durchgeführt wird. Mittlerweile haben verschiedene Hersteller auf diesem Prinzip basierende Geräte entwickelt und vertreiben sie zur diagnostischen und therapeutischen Anwendung.

Durchführung

Die individuellen Schwingungen des Patienten werden nach Aussage der Hersteller mittels Elektroden, die an der Hand, am Fuß, über Organen oder auf Akupunkturpunkten angebracht werden, in das Gerät geleitet. Dort wird u. a. durch die Phasenverschiebung um 180° die Schwingung elektronisch in ihr Spiegelbild verwandelt und als Therapieschwingung dem Patienten wieder zugeleitet. Durch Anschluss einer Becherelektrode sollen entsprechend auch z. B. Eigenblut, Körperflüssigkeiten und ausgetestete Allergene in die Therapie einbezogen werden können.

Patientensicherheit und Qualitätssicherung

- Kontraindikationen abklären, Patienten aufklären, Einwilligung einholen.
- Medizinprodukterecht: Das Gerät ist ein aktives Medizinprodukt, bedarf der Eintragung in Gerätebuch und Bestandsverzeichnis und muss – ebenso wie alle Verbrauchsmaterialien – ein CE-Kennzeichen haben. Eventuell müssen in bestimmten Fristen mess- oder sicherheitstechnische Kontrollen durchgeführt werden. Nur Sachkundige dürfen mit der Instandhaltung des Gerätes beauftragt werden.
- Hygienerichtlinien einhalten, z. B. im Hinblick auf hygienische Händedesinfektion, Desinfektion und Reinigung der Elektroden nach Hautkontakt.
- Die Herstellung eines Arzneimittels ist anzeigepflichtig, durch Schwingungsübertragung hergestellte Substanzen dürfen gemäß AMG nicht an Patienten abgegeben werden.
- Wesentliche Informationen zu Untersuchung, Aufklärung, Behandlung und Ablauf dokumentieren (Patientenrechtegesetz, Qualitätssicherung).

Indikationen

Die Bioresonanztherapie wird sowohl therapeutisch als auch zu hinweisdiagnostischen Zwecken (z. B. Allergietestung) herangezogen. Gute Erfolge werden erzielt bei neuralgischen und rheumatischen Schmerzen, bei Schwermetallbelastungen, Allergien und vielen chronischen Krankheiten.

Risiken, Nebenwirkungen, Kontraindikationen

Anwender berichten, dass Patienten kurzfristig unter Unwohlsein leiden, was auf das Freisetzen von Toxinen zurückgeführt und als „Erstreaktion" gewertet werden kann. Deshalb wird oft das reichliche Trinken von mineralstoffarmem Wasser zur Unterstützung der Ausscheidungsfunktionen empfohlen.

Bei Schwangeren kann die Ausleitung von Toxinen zu Problemen führen. Deshalb sollten Sie Frauen im gebärfähigen Alter fragen, ob eine Schwangerschaft vorliegen könnte.

Das Tragen eines Herzschrittmachers ist eine Kontraindikation.

2.14 Blutegeltherapie

Die Blutegeltherapie gehört zu den Ausleitungsverfahren (➤ 2.2). Erste Darstellungen der Blutegeltherapie stammen aus Indien (ca. 500 v. Chr.). In Europa wird die Behandlung mit Blutegeln erstmalig um 200 v. Chr. von den Griechen Nikander und Colophon erwähnt. Über Plinius und Galen (Claudius Galenus) setzte sich diese Anwendung über das Mittelalter bis zur Neuzeit hin durch. Im 18. Jahrhundert wurden in Frankreich innerhalb eines Jahres 100 Millionen Egel verwendet, weshalb die Methode zu dieser Zeit nicht ganz zu Unrecht als Vampirismus bezeichnet wurde. Inzwischen erlebt die Blutegeltherapie in der Naturheilkunde, aber auch in der Chirurgie (bei Replantationen), eine Renaissance.

Konzept und Wirkungen

Die 2–4 cm großen Verwandten des Regenwurms leben üblicherweise im Süßwasser. Sie tragen drei Kiefer im Schlund, die mit scharfen Zähnen besetzt sind und deren Bisswunde die Form eines dreistrahligen Sterns hat. Blutegel werden in Farmen gezüchtet. Obwohl im Patientenblut enthaltene Bakterien und Viren im Egel nach kurzer Zeit nicht mehr nachzuweisen sind, werden Egel nur einmal angesetzt, um die Übertragung von Infektionskrankheiten (z. B. Aids, Hepatitis) sicher zu vermeiden.

Die Gesamtwirkung der Blutegeltherapie ist auf den **Blutverlust** und die spezifischen **Blutegelwirkstoffe** zurückzuführen. So produziert der Egel in seinen Halsdrüsen einen gerinnungshemmenden Stoff, Eglin oder Hirudin genannt.

- **Hirudin** wirkt gerinnungshemmend, lymphstrombeschleunigend, antithrombotisch, immunisierend (indirekt) und durch lokale Gefäßerweiterung gefäßkrampflösend. Andere Blutegelwirkstoffe haben durchblutungsfördernde Eigenschaften.
- Durch den Blutverlust (ca. 10 ml) und die mehrere Stunden andauernde Nachblutung (ca. 20–40 ml) entspricht die Wirkung der Blutegeltherapie auch der eines sehr sanften und **langsamen Aderlasses.** Sie wirkt entstauend, blutverdünnend, entzündungshemmend und leitet Toxine und Stoffwechselschlacken aus.

Durchführung

Da Blutegel sehr empfindlich auf Hautgerüche und Ausdünstungen von Nikotin, Alkohol und Medikamenten (z. B. Glukokortikoide, Antibiotika) sowie auf Duftstoffe (z. B. Parfüm, Rasierwasser) reagieren, sollte der Patient bestimmte Vorkehrungen treffen.

Damit die Blutegel erfolgreich angesetzt werden können, sollte die Haut nur mit Wasser gereinigt werden. Um die Durchblutung anzuregen, ist das zu behandelnde Areal zuvor mit einem feucht-warmen Tuch abzureiben.

Der Egel wird in ein Laborröhrchen oder eine vorn abgeschnittene Spritze gegeben und mit dem Kopf direkt auf die Bissstelle gesetzt. Gegebenenfalls wird die Stelle vorher mit einer Hämostilette (Blutlanzette) angestochen.

Die kleinen Tierchen sind sehr wendig und bewegen sich mit erstaunlicher Geschwindigkeit. Deshalb sollte für das Ansetzen alles optimal vorbereitet und Körperöffnungen (z. B. Ohr, Anus) in der Nähe der Anwendungsstelle sollten mit Watte verschlossen werden.

Wenn die Blutegel festsitzen, ist das Gebiet mit Zellstoff abzudecken, um das austretende Blut aufzufangen. Je nach Indikation und Ort sollten 2–12 Egel eingesetzt werden. Sie brauchen Ruhe und Halbdunkel für ihre Arbeit und fallen ab, sobald sie sich vollgesogen haben (10 Min. bis 2 Std.).

MERKE

Blutegel dürfen niemals abgerissen werden, da der einzige knorpelige Anteil, der Kiefer, in der Wunde bleiben würde. Auch sollte man nicht – wie in der Literatur häufig erwähnt – Salz aufstreuen, um den Egel schneller von der Haut zu lösen. Dies führt oft dazu, dass der Egel purgiert (abführt) und seine Verdauungsbakterien (z. B. Escherichia coli) in die Wunde gelangen.

Muss die Blutegelbehandlung vorzeitig abgebrochen werden, kann ein mit Alkohol benetzter Tupfer in die Nähe der Bissstelle gehalten werden. Auch ein Holzspatel, mit dem die Kopfstelle von verschiedenen Seiten angehoben wird, bewirkt, v. a. bei Blutegeln, die bereits lange gesaugt haben, dass sie sich relativ rasch lösen.

- Sind die Egel abgefallen, wird die Wunde mit steriler Kompresse (ohne Wundsalbe!) abgedeckt. Danach kann ein Verband mit viel saugfähiger Watte (hämostyptische Watte, Handschuhe tragen!) angelegt werden, der nach spätestens 12 Stunden gewechselt werden muss. Da die Wunde sehr stark bluten kann, ist der Verband zunächst stündlich zu wechseln. Eventuell gefährdete Areale (Bettwäsche, Sofa) zusätzlich mit saugfähigen und mit Plastikschicht versehenen Hygieneunterlagen (Wäscheschutz) abdecken.
- In den Folgetagen ist der Verband spätestens alle zwölf Stunden zu wechseln. Nach meist zwei Tagen, spätestens einer Woche kann die Stelle wieder gewaschen werden. Nach längstens einer Woche ist die Wunde verheilt.

MERKE

Ein zu großer Blutverlust kann jederzeit mit einem Druckverband gestoppt werden.

Patientensicherheit und Qualitätssicherung

- Kontraindikationen abklären, Patienten aufklären, Einwilligung einholen.
- Blutdruck und Puls vor und nach der Behandlung messen und vergleichen.
- Der Patient ruht bequem. Die Unterlage wird mit einem Gummituch geschützt.
- Die Blutegeltherapie ist ein invasives Verfahren. Da ein gesteigertes Infektionsrisiko besteht, ist – auch zum Eigenschutz – auf hygienisches Arbeiten und Einhaltung aller geltenden Richtlinien zu achten.
- Gesetzeskonforme Richtlinien beim Bezug der Blutegel, beim Umgang mit ihnen und bei deren Entsorgung einhalten (s. u.).
- Die Behandlung sollte nur an Tagen stattfinden, an deren Folgetag im Bedarfsfall eine erneute Wundversorgung oder Blutstillung durch den Heilpraktiker gewährleistet ist.
- Es ist empfehlenswert, dem Patienten ein Merkblatt zur Wundversorgung und zu Verhaltensweisen mit nach Hause zu geben.
- Wesentliche Informationen zu Untersuchung, Aufklärung, Behandlung und Ablauf dokumentieren (Patientenrechtegesetz, Qualitätssicherung)

Indikationen

Hauptindikationen einer Blutegelbehandlung sind:

- entzündliche Erkrankungen: chronische Sinusitis, chronische Otitis media
- venöse Erkrankungen: Varikose, akute Thrombophlebitis, postthrombotisches Syndrom, Ulcus cruris, Hämorrhoiden
- Gelenkerkrankungen: rheumatische Erkrankungen, Distorsion, akuter Gichtanfall
- lokale Infektionen: Furunkel, Karbunkel
- Augenerkrankungen: Alters-Katarakt, chronisches Glaukom

Auch bei Erkrankungen, die mit Gefäßspasmen (z. B. Migräne) oder Störungen der Kreislaufregulation (z. B. Hypertonie) einhergehen, ist eine Blutegelbehandlung zu empfehlen. Bei Stoffwechselerkrankungen, Allergien oder Neuralgien (Ausnahme: Postzoster-Neuralgie) sind jedoch nur geringe Erfolge zu verzeichnen.

Risiken und Nebenwirkungen

- Die Patienten müssen darüber aufgeklärt werden, dass eine kleine Narbe zurückbleiben kann.
- Bei Krampfaderbehandlungen blutet es oft besonders lange nach.
- In seltenen Fällen treten lokale, allergische Reaktionen (Rötung, heftiger Juckreiz) z. B. auf das Hirudin oder auch auf das Heftpflaster auf. Diese entwickeln sich manchmal auch erst einige Tage später. Dagegen helfen z. B. Quarkumschläge oder ein lokales Antihistaminikum. Bei Allergikern sollten hypoallergene Pflaster verwendet werden. Das Risiko allergischer Reaktionen steigt mit jeder Behandlung.
- Wundinfektionen lassen sich durch hygienegerechtes Arbeiten vermeiden.
- Der Patient sollte darauf hingewiesen werden, dass es (insbesondere bei der Wundversorgung daheim) zu Blutflecken auf Textilien kommen kann.

Kontraindikationen

Blutegel dürfen nur auf gut durchbluteten Hautbezirken aufgesetzt werden. Bei blasser, livider und kalter, aber auch stark ödematöser Haut ist eine Blutegeltherapie nicht angezeigt.

Kontraindikationen bestehen bei Patienten, die blutverdünnende Medikamente einnehmen oder unter Gerinnungsstörungen leiden, bei massiven Lebererkrankungen (bei herabgesetzter Blutgerinnung), drei Tage vor und nach Zahnextraktionen und OP, bei starker Anämie, Diabetes mellitus (gesteigerte Infektionsgefahr, Mikroangiopathie), Hauterkrankungen an den Applikationsorten und bei arteriellen Verschlusskrankheiten, in der Nähe einer Gangrän, am Rand eines Ulcus cruris, oder in der Region einer Radiatio (Bestrahlung).

Blutegel niemals direkt auf Gefäße setzen, da das zu starken Blutungen führt.

Umgang mit Blutegeln

Es dürfen nur Blutegel eingesetzt werden, die die Zulassung als Arzneimittel erhalten haben. Für die therapeutische Anwendung ergeben sich folgende Konsequenzen:

- Es sollen vorrangig Zuchtegel eingesetzt werden.
- Ein Blutegel darf nur einmal medizinisch angewendet werden. Auch eine Wiederverwendung am selben Patienten ist wegen einer nicht auszuschließenden Verwechslungsgefahr unzulässig.
- Blutegel dürfen nach ihrer medizinischen Anwendung nicht in der freien Natur ausgesetzt werden.
- Die Rücknahme der Blutegel in den „Rentnerteich" eines Herstellers ist seit 2015 wieder statthaft.
- Eine andere Möglichkeit ist das Töten der Tiere durch Einfrieren oder in Spiritus. Die toten Egel werden nach den kommunalen Abfallvorschriften entsorgt. Kleinere Praxen können sie meist in flüssigkeitsdichten Behältern in den Restmüll geben, größere Praxen müssen ggf. diese „infektionspräventiven Abfälle" als Gewerbeabfall entsorgen.

2.15 Cantharidenpflaster

Bereits Hippokrates und später Paracelsus schätzten das Cantharidenpflaster zur Behandlung von Gicht, chronischen Knochenleiden und Epilepsie. Auch Hufeland (1762–1836) rechnete es zu den wichtigsten Heilmitteln. Aschner bezeichnete das zu den Ausleitungsverfahren zählende Cantharidenpflaster als „weiße Schwester der Schröpfkunst". Während beim Schröpfen die Wirkung über das Blut erzielt wird, steht beim Cantharidenpflaster die Lymphe im Vordergrund.

Konzept und Wirkungen

Für das Cantharidenpflaster werden spanische Fliegen (grünliche Käfer in der Größe der Stubenfliege) pulverisiert und zu einer Paste verarbeitet. Die Paste, die über Apotheken zu beziehen ist, wird auf Pflaster aufgetragen. Ein gebrauchsfertiges Cantharidenpflaster kann auch aus der Apotheke bezogen werden.

Durch die Reizung der Haut – die Paste enthält das Gift Cantharidin – werden künstlich Symptome einer Verbrennung 2. Grades erzeugt. Cantharidin enthält histaminartige Substanzen, die **lokal durchblutungsfördernd** wirken und eine Entzündung mit Bildung von Quaddeln und Blasen hervorrufen. Dadurch wird Gewebeflüssigkeit, die Stoffwechselschlacken und Schmerzmediatoren enthält, an die Hautoberfläche abgeleitet. Gleichzeitig werden durch den entzündlichen Prozess der Haut andere entzündliche Prozesse im Körper geschwächt, die **Immunabwehr** angeregt und eine vegetative Umstimmung bewirkt. Zudem wird durch die Förderung der Ausscheidungsvorgänge die gestörte Eigenregulation wieder ermöglicht.

Durchführung

Das Cantharidenpflaster wird folgendermaßen angelegt:

- Das Pflaster – es sollte niemals größer als 6 × 6 cm sein – wird mit einem schmalen Pflasterrahmenverband locker an der Haut fixiert.
- Die Abnahme erfolgt nach 24 Stunden, bei empfindlichen Menschen evtl. nach 6–12 Stunden. Äußert der Patient zu starke Schmerzen, ist das Hautareal frühzeitig zu kontrollieren und ggf. das Pflaster zu entfernen.
- Die Blase wird mit steriler Kanüle geöffnet, um das Serum abfließen zu lassen. Das Serum kann auch mit einer sterilen Kanüle in eine Spritze abgezogen werden. Die Blasenhaut bleibt erhalten und legt sich wieder an oder kann, nachdem die Blase entleert wurde, leicht angedrückt werden.
- Die Wunde wird mit einer sterilen Mullkompresse versorgt, die für 1–3 Tage dort belassen wird.
- Um die umstimmende Wirkung zu verstärken, kann der mit der Spritze entnommene Blaseninhalt i. m. reinjiziert werden als Einzelmittel, Mischinjektion oder Eigennosode.

Patientensicherheit und Qualitätssicherung

- Kontraindikationen abklären, Patienten aufklären, Einwilligung einholen.
- Die Therapie mit dem Cantharidenpflaster ist ein invasives Verfahren. Da ein gesteigertes Infektionsrisiko besteht, ist – auch zum Eigenschutz – auf hygienisches Arbeiten und Einhaltung aller geltenden Richtlinien zu achten.
- Die Reinjektion des Blaseninhalts kann als eine erlaubnisfreie Herstellung eines Arzneimittels betrachtet werden, was einer Anzeige bei der Bezirksregierung bedarf.
- Es ist empfehlenswert, dem Patienten ein Merkblatt zur Wundversorgung und zu Verhaltensweisen mit nach Hause zu geben.
- Wesentliche Informationen zu Untersuchung, Aufklärung, Behandlung und Ablauf dokumentieren (Patientenrechtegesetz, Qualitätssicherung).

Indikationen

Durch das Cantharidenpflaster werden sehr gute Ergebnisse erzielt bei:

- **Erkrankungen der Wirbelsäule:** WS-Syndrome von der HWS bis zum Sakroiliakalgelenk, Schulter-Arm-Syndrom, Lumbago
- **Gelenkerkrankungen:** Arthrose und Arthritis an Knie-, Hüft-, Fuß-, Hand, Schulter- und Wirbelgelenken
- **HNO-Erkrankungen:** akute und chronische Otitis media v. a. bei Kindern, Sinusitis, Tonsillitis

Auch gynäkologische Erkrankungen, Hauterkrankungen und Erkrankungen der Gallenwege können durch das Cantharidenpflaster positiv beeinflusst werden.

Risiken und Nebenwirkungen

Der Patient muss in jedem Fall darauf hingewiesen werden, dass es während der Therapie zu stärkeren Schmerzen kommen kann, die mit der Entwicklung der Brandblase einhergehen. Diese können ggf. mit Analgetika (z. B. Acetylsalicylsäure) behandelt werden.

Eine Hyperpigmentierung ist zu erwarten und kann für sechs bis zwölf Monate bestehen, manchmal auch länger. Außerdem ist der Patient darüber aufzuklären, dass **bleibende Narben** entstehen können. Für die Dauer von sechs Wochen sind in der behandelten Region UV-Strahlen (beispielsweise Sonnenbaden, Sonnenbank) zu meiden.

Kontraindikationen

Das Cantharidenpflaster sollte nicht angewendet werden bei Nieren- und Blasenerkrankungen (aufgrund der nephrotoxischen Wirkung des Cantharidins), auf vorgeschädigter Haut, Hautarealen mit sichtbaren, größeren Blutgefäßen, Ekzemen, Stauungsödem, Schleimhaut und allen unklaren Hautveränderungen, außerdem nicht bei schlechter peripherer Durchblutung, Diabetes mellitus (Infektionsgefahr), Gangrän und stark entzündeten Gelenken sowie bei Patienten mit empfindlicher Haut.

2.16 Chiropraktik

Mit Chiropraktik (griech. cheir = Hand; praktikos = tätig, wirksam) wird die Diagnose und Behandlung von Funktionsstörungen und Schmerzen des Bewegungsapparats bezeichnet. Dabei spielen die Wirbelsäule und das Becken eine zentrale Rolle. Fehlhaltungen (Statik) oder falsche Bewegungsabläufe (Dynamik) werden mithilfe gezielter Handgriffe behoben.

Konzept und Wirkungen

Die Chiropraktik geht auf Daniel David Palmer (1845–1913) zurück, der durch Einrenken der Halswirbelsäule einen Hausmeister von seiner verletzungsbedingten Schwerhörigkeit befreit hatte. Er gründete 1896 *The Palmer College of Chiropractic* und systematisierte mit seinem Sohn Bartlett Joshua Palmer (1881–1961) die Chiropraktik zu einer wirksamen Therapie.

Palmers chiropraktisches Behandlungskonzept beruhte auf der Annahme, dass durch **Verschiebungen** der **Wirbel** gegeneinander (sog. Subluxationen) Nerveneinengungen zustande kommen, die sich sowohl örtlich als auch ausstrahlend in dem betreffenden Körpergebiet auswirken und verschiedenste Krankheiten auslösen können. Die **Beseitigung** dieser **Subluxation** durch einen chiropraktischen Eingriff war die entsprechende Therapie. Mittlerweile hat sich die Chiropraktik weiter entwickelt und ist in vielen Ländern wissenschaftlich anerkannt.

Durchführung

Heutzutage wird davon ausgegangen, dass eine **Störung** des **Gelenkspiels** durch verschiedene Faktoren verursacht werden kann: durch mechanische Fehlbelastung (Muskeln, Sehnen, Gelenke) sowie durch reflektorische (innere Organe) oder fokale Beeinflussung (Herde). Die meist vorliegenden Schmerzen, Muskelverspannungen und Bindegewebsveränderungen führen zu einer Bewegungseinschränkung. Diese gilt es, durch manuelle Einwirkung bei minimalem Kraftaufwand zu lösen. Dabei wird das blockierte Gelenk leicht über seine normale Beweglichkeit hinaus bewegt, ohne dass Kapsel, Bänder oder Weichteile verletzt oder beeinträchtigt werden. So kann die Gelenkfunktion sofort oder mit einer gewissen Verzögerung wiederhergestellt werden. Die rasche, mit einem genau dosierten Impuls ausgeführte Bewegung ist oft mit einem hörbaren Knacken verbunden, die Behandlung ist aber im Allgemeinen schmerzfrei. Es werden folgende Techniken angewendet:

- **Mobilisationen:** Aktive Mobilisationen entspannen die Muskulatur und bereiten sie auf die weitere Behandlung vor. Passive Mobilisationen beeinflussen die Gelenke, indem diese behutsam in die eingeschränkte Bewegungsrichtung bewegt werden.
- **Manipulationen:** Mit geringer Kraft wird ein rascher Impuls an das Gelenk – hörbar an dem Knacken – abgegeben. Der Impuls löst auf reflektorischem Weg die Blockade und baut muskuläre Fehlspannungen ab. Damit der Impuls nur an dem vorgesehenen Ort wirkt, müssen die umliegenden Gelenke „verriegelt" werden.

Patientensicherheit und Qualitätssicherung

- Kontraindikationen abklären: In bestimmten Fällen sollte ein Röntgenbild – insbesondere der Halswirbelsäule – vorliegen, je nach Indikation auch CT und MRT.
- Patienten aufklären, Einwilligung einholen.
- Medizinprodukterecht: Eine elektrisch verstellbare Chiropraktik-Liege ist ein aktives Medizinprodukt, es bedarf der Eintragung in Gerätebuch und Bestandsverzeichnis und muss ein CE-Kennzeichen haben. Eine elektrisch verstellbare Liege sollte unbedingt den sicherheitstechnischen Anforderungen des BfArM und der Berufsgenossenschaft entsprechen.
- Hygienerichtlinien einhalten, z. B. im Hinblick auf hygienische Händedesinfektion, Desinfektion der Liege nach Patientenkontakt, Wechseln der Papierauflage oder des Bezugs.
- Wesentliche Informationen zu Untersuchung, Aufklärung, Behandlung und Ablauf dokumentieren (Patientenrechtegesetz, Qualitätssicherung).

Indikationen

Die Chiropraktik eignet sich zur Behandlung lokaler Beschwerden des Bewegungsapparats (z. B. Schulter- und Armschmerzen, Tennisarm, Lumbalgien, Hüft- und Knieschmerzen, Torticollis) sowie zur Therapie davon ausgehender Störungen, wie z. B. Schwindel, Kopfschmerzen, Migräne, Schleudertrauma.

Risiken und Nebenwirkungen

Bei sachgemäßer Ausführung können minimale Nebenwirkungen auftreten, so z. B. Muskelkater oder Spannungsgefühl an der behandelten Struktur. Diese sollten nach zwei bis drei Tagen wieder abgeklungen sein. Hin und wieder leiden Patienten kurzzeitig unter Kopfschmerzen.

Es wird kontrovers diskutiert, ob ein Zusammenhang zwischen chiropraktischen Manipulationen an der Halswirbelsäule und Schlaganfällen besteht. In sehr seltenen Fällen wurde die innerhalb der Wirbelsäule verlaufende, das Gehirn mit Blut versorgende Vertebralarterie verletzt (Vertebralisdissektion).

Da es sich bei der Chiropraktik um eine vergleichsweise direkte und intensive Behandlungsform handelt, sollte der Patient auf mögliche emotionale Lösungsreaktionen hingewiesen und darin begleitet werden. Der Behandler sollte auftretende Widerstände akzeptieren und dem somato-psychischen Heilungsprozess ausreichend Zeit und Respekt entgegenbringen.

Kontraindikationen

Kontraindikationen sind akute Verletzungen und Traumata sowie zerstörende Prozesse, welche die Knochen- und Bindegewebe betreffen (z. B. Osteoporose, Tumoren, Kollagenosen, Knochennekrosen).

Vorsicht gilt in der Schwangerschaft sowie bei akut entzündlichen Prozessen, da der intensive Reiz der Chiropraktik die Entzündung aktivieren kann.

Sonderformen: weiche Techniken

In den letzten Jahren werden verstärkt sog. weiche manuelle Techniken, wie z. B. die Osteopathie (➤ 2.35) oder die Ortho-Bionomy angewendet.

Auch die **Wirbelsäulentherapie nach Dorn** ist ein Verfahren der manuellen Therapie. Sie ist eine ebenso wirksame wie sanfte Form der Chiropraktik. Ausgehend davon, dass sich einzelne oder mehrere Wirbelkörper durch einseitige Körperhaltung, Fehlbelastungen oder Traumata verschieben können, werden auch die durch die Spinalnerven versorgten Körperregionen und Organe in Mitleidenschaft gezogen.

Die Wirbelfehlstellung wird vom Behandler mit beiden Daumen an den Dorn- und Querfortsätzen der Wirbel ertastet. Die Mobilisation der Wirbel geschieht dann durch aktive Pendelbewegungen von Armen bzw. Beinen. Die Repositionierung der Wirbel wird durch mehr oder weniger starken Druck mit dem Daumen erreicht. Durch das langsame Zurückgleiten der Wirbel in die ursprüngliche Position ist dieses Verfahren sehr schonend für Gelenke, Sehnen und Bänder.

Um einen optimalen Behandlungserfolg zu erzielen, hat sich die **Breuss-Massage** für das anschließende Einrichten der Wirbel bewährt.

2.17 Eigenbluttherapie

Die Eigenbluttherapie ist eine unspezifische Reiztherapie, bei der entnommenes Venenblut direkt oder aufbereitet in die Muskulatur oder Haut reinjiziert wird.

MERKE
Es ist möglich, dass die Eigenbluttherapie für Heilpraktiker verboten wird (2018). Beachten Sie die aktuelle Gesetzeslage.

Konzept

Die ersten dokumentierten Berichte der Eigenbluttherapie gehen auf den Chirurgen August Bier zurück, der Eigenblut injizierte, um die Heilung von Frakturen zu beschleunigen. Bier war der Ansicht, dass das unbehandelte Blut das natürlichste und wirksamste Reizmittel sei.

Es gibt verschiedene Möglichkeiten, die Eigenbluttherapie durchzuführen; das Blut kann unverändert reinjiziert werden oder nachdem es aufbereitet wurde.

- **Unverändertes Eigenblut:** Es wird eine kleine Menge Blut aus der Armvene entnommen und sofort wieder intramuskulär reinjiziert. In der Regel wird mit kleinen Mengen (0,1 ml Blut) begonnen und schrittweise bis zu max. 5 ml erhöht. Die Wirkung kann je nach Heilanzeige durch Zugabe einer indikationsbezogenen homöopathischen Injektionslösung, z. B. Echinacea (Sonnenhut), noch gesteigert werden.
- **Hämolysiertes Eigenblut:** Durch Zufügen von sterilem, destilliertem Wasser kommt es zu einer Hämolyse des Blutes.
- **Subkutane Applikation** erfolgt an Akupunktur- oder Schmerzpunkten.
- Die Anreicherung von Eigenblut mit **Sauerstoff** oder **Ozon** wird im Zusammenhang mit der Sauerstoff- und Ozontherapie (➤ 2.40) beschrieben.

Wirkungen

Durch das injizierte Blut bildet sich ein Hämatom, das durch den Gewebereiz eine **lokale Entzündung** hervorruft (Rötung, Schwellung), die als milde Infektion auf den ganzen Körper übergreift. Die verursachte Leukozytose geht mit einer erhöhten Körpertemperatur und einer Beschleunigung des Stoffwechsels einher. Es werden auch verschiedene **Immunreaktionen** ausgelöst, da der Körper das reinjizierte Blut, das sich durch den Aufenthalt außerhalb des Körpers verändert hat, als Fremdkörper oder pathogenen Reiz erkennt und Abwehrreaktionen in Gang setzt (Vermehrung von Antikörpern, Anstieg der Phagozytose).

Da durch die Aktivierung der Abwehrkräfte außerdem die körpereigenen Selbstheilungskräfte angeregt werden, kann die Eigenbluttherapie auch als Umstimmungstherapie bezeichnet werden. Die stattfindende vegetative Gesamtumstimmung wurde von Hoff als „vegetative Gesamtumschaltung“ (Umstimmung) bezeichnet und in einem Zweiphasenmodell beschrieben.

Durchführung

Durchschnittlich werden etwa 8–10 Behandlungen durchgeführt. Bei **akuten Beschwerden** soll die Eigenblutbehandlung z. B. täglich in steigender Dosierung angewendet werden. **Chronische Erkrankungen** sprechen gut auf große Behandlungsintervalle und kleine Dosen an. Je nach Konstitution und Erkrankung des Patienten können wöchentlich zwei Injektionen, später eine Injektion alle zwei Wochen sinnvoll sein. Es gilt die Regel: Je akuter die Beschwerden, desto öfter, je chronischer die Erkrankung, desto seltener sollte die Behandlung erfolgen.

Es empfiehlt sich, bei allergischen Erkrankungen die Behandlung in der beschwerdefreien Zeit zu beginnen: So sollte bei Heuschnupfen die Therapie im Winter begonnen werden.

Patientensicherheit und Qualitätssicherung

- Kontraindikationen abklären, Patienten aufklären, Einwilligung einholen.
- Blutdruck und Puls vor und nach der Behandlung messen und vergleichen.
- Die Eigenbluttherapie ist ein invasives Verfahren. Es besteht ein gesteigertes Infektionsrisiko. Deshalb ist auf hygienisches Arbeiten und Einhaltung aller geltenden Richtlinien zu achten.
- Die verwendeten Einmalartikel müssen gemäß MPG ein CE-Kennzeichen haben und steril verpackt sein, das Verfallsdatum darf nicht überschritten sein.
- Da Sie das Eigenblut des Patienten mit einem Arzneimittel mischen, stellen Sie ein neues Arzneimittel her. Dies müssen Sie bei Ihrer zuständigen Bezirksregierung anzeigen (erlaubnisfreie, aber anzeigepflichtige Herstellung von Arzneimitteln).
- Die Risiken, Neben- und Wechselwirkungen sowie Kontraindikationen der evtl. zugesetzten Arzneimittel müssen beachtet werden.
- Die Kanülen sind nach Gebrauch unverzüglich in dafür zugelassene Behälter (Entsorgungsbehälter für Sharps), ohne Zwischenlagerung und ohne die Gefahr einer Nadelstichverletzung zu entsorgen.
- Wesentliche Informationen zu Untersuchung, Aufklärung, Behandlung und Ablauf dokumentieren (Patientenrechtegesetz, Qualitätssicherung).

Indikationen

Mit einer Eigenbluttherapie lassen sich zahlreiche Erkrankungen günstig beeinflussen:
- chronische Erkrankungen, v. a. chronische Entzündungen
- akute und rezidivierende Entzündungen wie Tonsillitis, Sinusitis, Otitis media
- allergische Erkrankungen, z. B. Allergien, allergisches Asthma, Heuschnupfen, Asthma bronchiale
- Hautkrankheiten wie Neurodermitis, Ekzeme
- Erkrankungen des rheumatischen Formenkreises, v. a. primär chronische Polyarthritis
- Durchblutungsstörungen

Zudem eignet sich die Eigenbluttherapie bei allgemeiner Abwehrschwäche zur Immunstimulation.

Nebenwirkungen und Risiken

Gelegentlich kommt es zu einer Erstverschlimmerung, d. h. zu einer kurzzeitigen Verstärkung der bestehenden Krankheitssymptome, ggf. mit Müdigkeit oder Temperaturanstieg. Auch lokale Reaktionen (meist nur nach der ersten Eigenblutinjektion), wie z. B. lokale Rötung und Überwärmung, Erhöhung der Körpertemperatur, Müdigkeit, Herdreaktionen (z. B. Zahn-, Oberkieferschmerzen, diese ggf. zahnärztlich abklären lassen) können auftreten. Bei dermatologischen und allergologischen Erkrankungen ist eine initiale Verschlechterung des Hautbildes möglich. All dies kann als Heilungsreaktion gewertet werden.
Bei kreislauflabilen Patienten besteht evtl. Kollapsgefahr.

In seltenen Fällen kann es zu Unverträglichkeitsreaktionen wie Schwindel, Kopfschmerzen oder Fieber kommen. Reaktionen auf zugesetzte Medikamente (Allergie, Unverträglichkeit, Wechselwirkung) können auftreten. Extrem selten kann sich bei Zusatz von Allergie auslösenden Medikamenten ein anaphylaktischer Schock entwickeln.

Kontraindikationen

Bei Blutgerinnungsstörungen, akuten Blutungen, bei Einnahme von Antikoagulanzien und Immunsuppressiva, schweren kachektischen Zuständen sowie bei Kontraindikation gegen eine i. m.- bzw. i. c.-Injektion, darf die Eigenblutbehandlung nicht durchgeführt werden. Weitere Kontraindikationen sind Thrombophlebitis oder Verdacht auf Thrombose.

2.18 Elektro-, Frequenz- und Magnetfeldtherapie

In der Elektro-, Frequenz- und Magnetfeldtherapie, die zu den physikalischen Therapieverfahren zählen, werden verschiedene Geräte angewendet.

Konzept und Wirkungen

TENS

Die **T**ranskutane **E**lektrische **N**ervenstimulation (TENS) ist eine Form der **Reizstromtherapie.** Durch Elektrostimulation werden unter der Haut liegende Nervenfasern blockiert, sodass Schmerzimpulse (vorübergehend) nicht mehr weitergeleitet werden können. Die Therapie wirkt zudem durchblutungsfördernd, muskelentspannend und beeinflusst reflektorisch die inneren Organe.

Die TENS-Therapie ist auch zur häuslichen Selbstbehandlung des Patienten geeignet. Durch mehrmalige Anwendung pro Tag kann der Schmerzmittelverbrauch häufig deutlich gesenkt werden. Nach längerem Gebrauch kann allerdings ein Gewöhnungseffekt eintreten, der sich teilweise durch die Änderung des Frequenzbereichs ändern lässt.

Magnetfeldtherapie

Der Chirurg Fritz Lechner und der Physiker Werner Kraus entwickelten in den 1970er-Jahren ein Verfahren, das mithilfe pulsierender Magnetfelder **geschädigte Körperzellen** positiv beeinflussen soll. Ursprünglich bei Frakturen eingesetzt, konnte gezeigt werden, dass pulsierende Feldkräfte, die in bestimmter Intensität und Frequenz aufgebaut werden, die Kallusbildung anregen.

Hierbei werden u. a. die Sauerstoffaufnahme der Zelle verbessert, der Energiestoffwechsel erhöht, die Abwehr angeregt und die Gefäßdurchblutung verbessert. Von der Schulmedizin lange Zeit nur in der Chirurgie und Orthopädie verwendet (u. a. bei Knochenbrüchen), setzt die Naturheilkunde dieses Verfahren bei beinahe allen Indikationen mit jeweils unterschiedlichen Stärken ein.

Hochfrequenztherapie

Nachdem erwiesen war, dass hochfrequente Wechselströme, kurz HF-Strom, für den Menschen keine Gefahr darstellen, wurden diese Ströme erstmals um die Jahrhundertwende von dem Franzosen d'Arsonval zu medizinischen Zwecken eingesetzt. Nicola Tesla (1856–1943) entwickelte schließlich einen Transformator, der hochfrequente Wechselströme erzeugen konnte. Die therapeutische Anwendung hat das Ziel, eine vermehrte Durchblutung des Gewebes zu erreichen. Weiterhin wird die körpereigene Wärme aktiviert.

Durchführung

Die Durchführung der Behandlung variiert je nach Methode und Gerätehersteller. Die Angaben der Hersteller sind zu beachten.

Patientensicherheit und Qualitätssicherung

- Kontraindikationen abklären, Patienten aufklären, Einwilligung einholen.
- Die Auflagefläche von Elektroden soll frei von Hautveränderungen und entzündlichen Hauterkrankungen sein.
- Bei der Hochfrequenztherapie dürfen die Elektroden nicht direkt über dem Herzen oder so platziert werden, dass ein Stromfluss durch den vorderen Brustbereich stattfindet.
- Medizinprodukterecht: Das Gerät ist ein aktives Medizinprodukt, es bedarf der Eintragung in Gerätebuch und Bestandsverzeichnis und muss ein CE-Kennzeichen haben. Eventuell müssen bei den Geräten in bestimmten Fristen Kontrollen durchgeführt werden. Nur Sachkundige dürfen mit der Instandhaltung des Gerätes beauftragt werden.
- Hygienerichtlinien einhalten, z. B. im Hinblick auf hygienische Händedesinfektion, Desinfektion und Reinigung der Elektroden nach Hautkontakt.
- Wesentliche Informationen zu Untersuchung, Aufklärung, Behandlung und Ablauf dokumentieren (Patientenrechtegesetz, Qualitätssicherung).

Indikationen

Die Einsatzgebiete der verschiedenen elektro- bzw. strahlentherapeutischen Geräte sind sehr breit gefächert. Die Angaben der Hersteller variieren.

- Die **Hochfrequenztherapie** wird v. a. eingesetzt bei Migräne und Kopfschmerzen, Erkrankungen des Bewegungsapparates, Muskelschwäche und -verspannungen, Durchblutungsstörungen, diabetischer Polyneuropathie und Lähmungen.
- Die **Magnetfeldtherapie** hat ein sehr großes Anwendungsspektrum.
- **TENS** wird v. a. bei chronischen Schmerzzuständen angewendet. Sie eignet sich zur Behandlung chronischer Schmerzen, wie z. B. Rückenschmerzen, posttraumatischen Schmerzen, Phantomschmerzen, Neuralgien und zur Behandlung von Durchblutungsstörungen.

Risiken und Nebenwirkungen

- Grundsätzlich sind die Angaben der jeweiligen Hersteller zu beachten. Alle Verfahren gelten bei sachgemäßer Anwendung als nebenwirkungsarm bzw. nebenwirkungsfrei. Risiken entstehen bei der **Elektrotherapie** v. a. bei unsachgemäßer Anwendung. Eine zu hohe Dosierung kann z. B. Hautschädigungen, Schmerzen, Durchblutung-, Sensibilitäts- und Herzrhythmusstörungen verursachen. Zu häufige Anwendung kann zu Überstimulation und damit zur Verstärkung von Schmerzen führen.
- Bei der **Magnetfeldtherapie** sind Nebenwirkungen sehr selten. Sensible Menschen können durch die verstärkte Durchblutung ggf. ein leichtes Kribbeln oder Wärmegefühl, Unruhe oder Herzklopfen verspüren.
- Bei sachgemäßem Einsatz gilt die **TENS-Methode** als nebenwirkungsfrei.

Kontraindikationen

Grundsätzlich variieren die Angaben je nach Verfahren und Gerät. Beachten Sie die Angaben der jeweiligen Hersteller.

MERKE

Bei Trägern eines Herzschrittmachers bzw. Defibrillators sind diese Verfahren kontraindiziert!

- **Absolute Kontraindikationen:**
  - Hochfrequenztherapie: Herzrhythmusstörungen, ausgeprägte Arteriosklerose, Thrombose, Hämophilie, akute Infekte und Fieber, Epilepsie, metastasierende Tumoren
  - Elektrotherapie: während Schwangerschaft im Bereich der Gebärmutter (Risiko für Missbildungen)
  - Magnetfeldtherapie: Angina pectoris, schwere Herzrhythmusstörungen, Fieber, frische Frakturen, schwere Infektionskrankheiten, akute Blutungen, Epilepsie, Schilddrüsenüberfunktion
- **Relative Kontraindikationen:** Die Elektrotherapie darf nur nach gewissenhafter Abwägung angewendet werden bei Osteosynthesen (Metallimplantate), gutartigen Tumoren, Schwangerschaft, Sensibilitätsstörungen, Thrombosen, offenen Hautstellen.

2.19 Ernährungstherapie

Die Ernährungstherapie, ein zentraler Behandlungspfeiler der Naturheilkunde, dient der Prävention von Krankheiten und der Wiederherstellung der Gesundheit. Bedenkt man, dass die meisten Menschen in Westeuropa zu viel, zu fett, zu salzig und zu süß essen, dass mindestens jeder zweite Erwachsene in den Industrieländern übergewichtig ist und dass es eine Vielzahl ernährungsbedingter Gesundheitsstörungen gibt, so kann die Bedeutung einer gesunderhaltenden Ernährung nicht hoch genug eingeschätzt werden. Bekannt in diesem Zusammenhang ist das Zitat von Hippokrates: „Lasst Nahrung eure Medizin sein und Medizin eure Nahrung."

Konzept und Wirkungen

Obwohl keine Ernährung, sei sie noch so gesund, vor allen Erkrankungen schützen kann, bietet sie die Möglichkeit, in Eigeninitiative die Gesundheit positiv zu fördern und zu beeinflussen. Oft macht die Ernährungstherapie eine medikamentöse Behandlung entbehrlich, fordert jedoch gleichzeitig Disziplin und Selbstverantwortung. Die Erforschung des intestinalen Mikrobioms sowie die Hinweise auf einen Zusammenhang zwischen Darmflora und Pathophysiologie verschiedenster Erkrankungen haben den Stellenwert der Ernährungstherapie erheblich erweitert.

Gesunderhaltende Ernährung

Dass Ernährungsgewohnheiten zahlreiche Erkrankungen wie Karies, Stoffwechselstörungen (Gicht, Fettstoffwechselstörungen), Obstipation, Arteriosklerose, Herz-Kreislauf-Erkrankungen, Allergien und Infektanfälligkeit mit verursachen können, ist unbestritten.

Regelmäßige Flüssigkeitszufuhr (Wasser, Kräutertee) fördert die Ausscheidung von Stoffwechselendprodukten und gleicht Verluste (z. B. Schweiß und Urin) aus. Als Orientierungswert gilt eine Aufnahme von 1,5 Liter über Getränke und Nahrung pro Tag. Der Bedarf richtet sich zudem nach Körpergewicht (etwa 30 ml pro kg/KG) und Belastung.

Ebenso besteht Einigkeit darüber, dass eine gesund erhaltende Ernährung überwiegend aus pflanzlichen, ballaststoffreichen Lebensmitteln mit **hoher Nährstoffdichte** bestehen sollte. Dabei meint der Begriff Nährstoffdichte das Verhältnis zwischen den energieliefernden Nährstoffen, den Kohlenhydraten, Fetten und Eiweiß, einerseits und den Vitaminen, Mineralien und Spurenelementen, den essenziellen Nährstoffen, andererseits. Fermentierte Lebensmittel wie Sauerkraut oder Kefir liefern gesunde Milchsäurebakterien (Probiotika) für die Darmflora.

Günstig ist die Nährstoffdichte bei Gemüse, Kräutern, Obst, und Vollkornprodukten. Zucker und Weißmehl hingegen enthalten außer Glukose und Kohlenhydraten keine weiteren essenziellen Nährstoffe, sondern nur „Leerkalorien" und haben somit eine geringe Nährstoffdichte. Konserven und Fertigprodukte gelten gleichfalls als minderwertig und sollten ebenso wie Nahrungsmittel mit Zusatz- und Konservierungsstoffen gemieden werden.

Kann der Nährstoffbedarf über die Nahrung nicht vollständig gedeckt werden, ist auch an eine Supplementierung (Ergänzung) durch Nährstoffpräparate im Rahmen der orthomolekularen Therapie (➤ 2.34) zu denken.

Vollwert-Ernährung

Besonders wichtig in der Naturheilkunde ist die **Vollwert-Ernährung,** eine möglichst einfache, natürliche, basenreiche Kost mit viel frischem Gemüse, Obst, Getreide und nur wenig Fleisch. Wert zu legen ist auf:

- **Pflanzliche Lebensmittel,** die eine hohe Nährstoffdichte haben und zudem gesundheitsfördernde Inhaltsstoffe (Ballaststoffe, sekundäre Pflanzenstoffe) enthalten
- **Gering verarbeitete,** möglichst frische saisonale **Lebensmittel** sowie auf Lebensmittel, die keine Zusatzstoffe enthalten, da deren Wirkung auf die Stoffwechselvorgänge noch weitestgehend unbekannt ist
- **Unerhitzte Frischkost** (etwa die Hälfte der Nahrungsmenge), die die Inhaltsstoffe in nahezu unveränderter Form enthält und bei gleichem Sättigungsgefühl einen geringeren Energiegehalt aufweist
- **Schonende,** auch wenig fettreiche **Zubereitung**
- **Produkte,** die aus der **Region** stammen bzw. aus biologischem Anbau

Durch die Vollwert-Ernährung lassen sich **Ernährungsrisiken minimieren** und eine – wie zur Vermeidung von Krankheiten empfohlene – energiereduzierte, fett- und cholesterinarme Kostform umsetzen. Die Vollwert-Ernährung eignet sich als Basisernährung bei nahezu allen Erkrankungen.

Die **laktovegetabile Ernährung** (vollwertige pflanzliche Kost ohne Fleisch, mit tierischem Eiweiß aus Milch und Milchprodukten) setzt sich auch aus ökologischen und ethischen Gründen immer mehr durch. In der Naturheilkunde wird besonders der Genuss von Schweinefleisch abgelehnt, da nach Reckeweg die Abbauprodukte nur schwer auszuscheiden sind und sich v. a. im Bindegewebe ablagern.

Eine Übersäuerung des Körpers wird für viele gesundheitliche Beschwerden verantwortlich gemacht. Es wird deshalb eine **basenüberschüssige Ernährung** (ideal: 80 % Basen, 20 % Säuren) empfohlen.

2

Spezielle Ernährungsformen und Diäten

Zusätzlich gibt es Ernährungsweisen, die sich in einem anderen kulturellen Kontext entwickelt haben und in ein entsprechendes medizinisches System eingebunden sind, wie z. B. die Ernährung im Rahmen der TCM (➤ 2.45) oder des Ayurveda (➤ 2.9).

In der aus dem Zen-Buddhismus entstandenen **Makrobiotik** werden Nahrungsmittel sowie die Nahrungsmittelzubereitung den Prinzipien Yin und Yang zugeordnet.

Die von dem amerikanischen Arzt William Howard Hay entwickelte **Trennkost,** bei der eiweiß- und kohlenhydrathaltige Nahrungsmittel nur getrennt voneinander in unterschiedlichen Mahlzeiten gegessen werden, soll eine Übersäuerung verhindern und eine optimale Verdauung der unterschiedlichen Nährstoffe gewährleisten.

Neben dem freiwilligen und zeitlich begrenzten (Heil-)Fasten (➤ 2.20) und der **F. X. Mayr-Kur** (➤ 2.29) gibt es zahlreiche weitere naturheilkundlich geprägte Diätformen, z. B.:

- **Molke-Trinkkur:** Dazu werden tägl. 1–1,5 l Molke in kleinen Schlucken sowie Kräutertee, Frischpflanzen- und Gemüsesäfte und Mineralwasser getrunken.
- **Bircher-Benner-Diät:** Die strenge Form besteht aus viel Frisch- und Rohkost, Müsli, Nüssen, Säften und Honig. Die erweiterte Form sieht zusätzlich Kartoffeln, Milch und Milcherzeugnisse vor.

MERKE

Patienten sollten sich mit den verordneten Ernährungsempfehlungen wohl fühlen. Eine Umstellung muss immer behutsam erfolgen. Individuelle Nahrungsmittelunverträglichkeiten, -allergien oder Aversionen müssen berücksichtigt werden.

Durchführung

Auch gesunde Menschen sind gut beraten, sich mit ausgewogener Vollwertkost zu ernähren, um eine adäquate Nährstoffzufuhr (Grundnährstoffe, Vitamine, Mineralstoffe) und ausreichende Versorgung mit Wirkstoffen (sekundäre Pflanzenstoffe, Ballaststoffe) zu gewährleisten. Folgende Grundsätze sollten bei der Ernährungsumstellung beachtet werden:

- Die erfolgreiche Umstellung von üblicher Durchschnittskost auf eine gesunde Ernährung mit hohem Rohkostanteil muss **langsam** und **schrittweise** erfolgen.
- Die Umstellung der Ernährung sollte **individuell** und bedarfsgerecht angepasst sein.
- Athletische Typen vertragen eher eine rein vegetarische Kost als asthenische Typen.
- Zwischen den Mahlzeiten werden längere Essenpausen empfohlen. Der Organismus nutzt die Pausen für Reparaturarbeiten von Zellen und Gewebe. Dieser Prozess der Selbstreinigung (Autophagie) setzt erst jedoch nach mehreren Stunden ein (Fasten ➤ 2.20).
- Darmempfindliche Menschen sollten einige Wochen jede Frischkost meiden, um den Verdauungstrakt zu beruhigen und schmerzhaften Meteorismus zu vermeiden. Gedämpftes Gemüse wird in der Regel besser vertragen.
- Erst danach vorsichtig frisches Gemüse, Salat und Obst in kleinen Portionen (gründlich kauen!) einsetzen.
- Meist tritt spätestens einige Wochen nach konsequenter Umstellung eine Besserung der anfänglichen Beschwerden ein, wenn die Darmflora sich der veränderten Kost angepasst hat.

Patientensicherheit und Qualitätssicherung

- Kontraindikationen abklären (Laboruntersuchungen zur Erfassung des Versorgungszustandes können notwendig sein).
- Patienten aufklären, Einwilligung einholen.
- Juristische Aspekte der Diätverordnung und der Nahrungsergänzungsmittel-Verordnung sind zu beachten.
- Wesentliche Informationen zu Untersuchung, Aufklärung, Behandlung und Ablauf dokumentieren (Patientenrechtegesetz, Qualitätssicherung).

Indikationen

Bei aller Uneinigkeit über die beste Ernährungsform: Es gibt aus naturheilkundlicher Sicht keine Erkrankung, die nicht durch eine auf den Patienten und seine Erkrankung abgestimmte, individuell optimierte Ernährung positiv beeinflusst wird; zumindest werden Wohlgefühl und Selbstheilungskraft gesteigert.

Es lassen sich drei Hauptindikationsgebiete unterscheiden:

- **Ernährungsbedingte Erkrankungen:** z. B. Stoffwechselerkrankungen (Übergewicht, Diabetes mellitus Typ II, Gicht, Fettstoffwechselstörungen), Herz-Kreislauf-Erkrankungen (Hypertonie, Arteriosklerose), Lebererkrankungen, (Fettleber, Leberzirrhose), Karies, Struma, diverse Nahrungsmittelintoleranzen, Abgezehrtheit im Alter, Mangelkrankheiten
- **Unmittelbar durch Ernährungstherapie beeinflussbare Erkrankungen:** Herz-, Nieren-, Leber-, Pankreasinsuffizienz, Erkrankungen des Verdauungstrakts, Erkrankungen des rheumatischen Formenkreises, Osteoporose, neurologische Erkrankungen (z. B. Epilepsie)
- **Krankheitsbedingte Mangelernährung:** durch Resorptionsstörungen, Infektionen, Tumorkachexie, Anorexie, Bulimie, Alkohol-/Drogenabhängigkeit

Risiken und Nebenwirkungen

Die Gegenanzeigen sowie Risiken und Nebenwirkungen bestimmter Ernährungstherapien orientieren sich an der ausgewählten Therapieform und evtl. bestehenden Erkrankungen oder Lebenssituationen.

Besondere Vorsicht ist geboten bei Menschen mit Stoffwechselerkrankungen (z. B. Diabetes mellitus, Gicht) oder Allergien und Nahrungsmittelunverträglichkeiten, bei Kindern, Schwangeren und alten Menschen mit besonderem Nährstoffbedarf, Menschen mit bestehenden Essstörungen (Magersucht, Bulimie) oder psychischen Erkrankungen (Psychosen).

Kontraindikationen

Außer der Indikation einer künstlichen Ernährung gibt es – individualisierte Empfehlungen vorausgesetzt – keine Kontraindikationen.

2.20 Heilfasten

Fasten gehört zu den ältesten Heilverfahren und ist sowohl durch gesundheitliche als auch durch religiöse und ethische Motive begründet. Jahrhundertelang wurde das Fasten von den Kirchen, besonders in den Klöstern, gepflegt, als Behandlungsverfahren jedoch vergessen.

Freiwilliges Fasten umfasst Verzicht auf Nahrung und Genussmittel für eine begrenzte Zeit (fünf Tage bis fünf Wochen), reichliche Flüssigkeitszufuhr und regelmäßige Darmentleerung.

Konzept

Das freiwillige und zeitlich begrenzte Fasten dient der Entlastung des überlasteten Stoffwechsels und der Entschlackung und Reinigung des Organismus. In der Zeit des Nahrungsverzichts kann sich der Körper erholen sowie übermäßige Reserven und aufgestaute krankmachende Stoffwechselprodukte abbauen. Durch das Heilfasten wird das Autophagiesystem der Zellen aktiviert, was den Rückgang entzündlicher Prozesse und Beschwerden erklären könnte.

Strenges Heilfasten wird heute nicht mehr uneingeschränkt positiv beurteilt, da sich die gefürchtete Gewichtszunahme nach dem Fasten (Jo-Jo-Effekt), der übermäßige Stress für den Körper und das Freiwerden von Giftstoffen aus den Fettzellen ungünstig auf den gesamten Organismus auswirken können. Aus diesem Grund werden zunehmend sanfte Varianten empfohlen, z. B. Fasten mit Gemüsebrühe und Gemüsesäften. Dadurch wird der Körper wenig belastet und zudem die sog. Fastenazidose vermieden, die v. a. durch die beim Fettabbau anfallende Harnsäure provoziert werden kann.

Wirkungen

Folgende physiologische Vorgänge finden während des Fastens statt:

- **Normalisierung der Produktion der Verdauungssäfte:** Der Säuregehalt des Magensafts verringert sich, die Gallensaftproduktion verstärkt sich zunächst, um später dann abzunehmen. Die Gallenblase entleert sich und sondert Schleim, Grieß und Steine ab.
- **Reinigung:** Durch zusätzliche Einnahme von Glaubersalz oder F. X. Passage® SL (Fertigpräparat mit Magnesiumsulfat, angenehmerer Geschmack) werden die Darmzotten gereinigt und somit die spätere Aufnahme und Weiterleitung von Nährstoffen begünstigt.
- **Förderung der Ausscheidung:** Salz und Harnsäure werden aus dem Gewebe, Cholesterin und Proteine aus den Gefäßwänden ausgeschieden. Ebenso werden in das Bindegewebe eingelagerte Substanzen, die oft als Gelosen spürbar sind, aufgelöst. Nach einigen Fastentagen scheiden auch Haut und Lungen stark riechende Stoffwechselprodukte aus.

Die Gewichtsabnahme ist lediglich ein angenehmer Nebeneffekt, denn im Vordergrund steht die Umstimmung des Körpers, die eine Aktivierung der Selbstheilungskräfte bewirkt. Auch auf geistiger und seelischer Ebene finden positive Veränderungen statt.

Durchführung

Heilfasten sollte möglichst in einen Zeitraum gelegt werden, in dem ausreichend Ruhe und Muße zur Verfügung stehen. Die Fastendauer wird individuell festgelegt, bewährt hat sich eine Fastenkur von 1–2 Wochen.

In der Fastenzeit wird keine feste Nahrung zugeführt, auf Kaffee, schwarzen Tee, Alkohol und Nikotin wird vollkommen verzichtet. Fasten nach Buchinger erlaubt geringe Mengen an Gemüsebrühe, Säften und etwas Honig und wird aus diesem Grund von vielen Patienten bevorzugt. Ausreichend Flüssigkeit, mindestens 2,5 l täglich (Kräutertee und stilles Wasser) gewährleistet, dass Stoffwechselprodukte ausgeschieden werden.

Zur Vorbereitung auf das Heilfasten dient die **Darmreinigung** mit Bitter- bzw. Glaubersalz oder einem Einlauf. Das Hungergefühl lässt erfahrungsgemäß nach wenigen Tagen nach, und viele Fastende fühlen sich körperlich und geistig fit. Endorphine, die vermehrt ausgeschüttet werden, können oft eine euphorische Stimmung hervorrufen. Langfristig ist es günstig, regelmäßig einmal pro Woche einen Fastentag einzulegen.

Patientensicherheit und Qualitätssicherung

- Kontraindikationen abklären, Patienten aufklären, Einwilligung einholen.
- Patienten werden in dieser Zeit therapeutisch begleitet und geführt, z. B. durch regelmäßige Konsultationen (täglich oder „auf Abruf" bei Bedarf). Empfehlenswert sind (tägliche) Treffen in einer Fastengruppe.
- Aus Gründen der Sorgfaltspflicht ist eine rasche Kontaktaufnahme (z. B. telefonische Erreichbarkeit, zusätzliche Konsultation) sicherzustellen.
- Regelmäßig werden in der Praxis Blutdruck und Puls kontrolliert, bei Bedarf sollte der Patient zusätzlich Selbstmessungen vornehmen.
- Bei längeren Fastenperioden oder Vorerkrankungen erfolgen Laborkontrollen, insbesondere von folgenden Parametern: Differentialblutbild mit den Erythrozytenindizes, Parameter des Eisenstoffwechsels (Ferritin, evtl. auch Transferrin und Eisen), Retikulozyten, Vit. B_{12}, Folsäure und andere Mikronährstoffe sowie Harnsäure, Leberwerte.
- Es ist empfehlenswert, dem Patienten eine Informationsschrift zur Durchführung des Fastens und zu Verhaltensweisen mit nach Hause zu geben.
- Wesentliche Informationen zu Untersuchung, Aufklärung, Behandlung und Ablauf dokumentieren (Patientenrechtegesetz, Qualitätssicherung)

Indikationen

Es gibt zahlreiche Indikationen. Bei folgenden Erkrankungen ist Heilfasten besonders zu empfehlen:

- rheumatische Erkrankungen, Gelenkerkrankungen
- Hauterkrankungen, z. B. Psoriasis, Neurodermitis, Ekzeme, Erwachsenenakne
- Adipositas (als Übergang in veränderte Ernährungsgewohnheiten), insbesondere Fettleber, Fettstoffwechselstörungen, Hyperurikämie, Verdauungsstörungen und Darmerkrankungen
- Herz-Kreislauf- und Gefäßerkrankungen wie Hypertonie und Durchblutungsstörungen
- Asthma bronchiale, Heuschnupfen, chronische Infektanfälligkeit
- Allergische Erkrankungen, z. B. allergische Rhinitis, allergisches Asthma
- Niereninsuffizienz im Stadium der kompensierten Retention
- Endometriose, klimakterisches Syndrom, rezidivierende Ovarialzysten, nicht-organisch bedingte Kinderlosigkeit
- neurologische und psychosomatische Erkrankungen: Migräne, Spannungskopfschmerzen, chronische Müdigkeit, Schlaflosigkeit

Risiken und Nebenwirkungen

In den ersten Tagen, selten im weiteren Verlauf ist ein starkes Hungergefühl zu erwarten.

Recht häufig kommen sog. **Fastenkrisen** vor: Sie treten meist am zweiten bzw. dritten Fastentag auf, verbunden mit dem reaktiven Anstieg verschiedener Laborparameter (v. a. Transaminasen und Harnsäure) und überwiegend folgenden Symptomen: Kopfschmerzen, Müdigkeit, Herzklopfen, leicht depressive oder aggressive Verstimmung. Diese Krisen sollten vom Patienten überwunden und vom Therapeuten begleitet werden. Empfehlenswerte unterstützende Maßnahmen: Vermehrt trinken und abführen, Einläufe, evtl. begleitende Ausleitungsverfahren, gegen Bauchschmerzen helfen warme Auflagen, bei Kreislaufschwäche Trockenbürsten.

Kreislauflabile Patienten können zu Hypotonie und Kollaps neigen.

Bei längerer Fastenzeit können sich ein Eisenmangel bzw. eine Anämie entwickeln.

Manche Medikamente können in ihrer Wirkung verstärkt werden, andere werden vom Patienten aufgrund des leeren Magens schlechter vertragen. Hier sollte unbedingt eine Absprache mit dem behandelnden Arzt erfolgen.

Nach drei bis fünf Fastentagen ist ein physiologischer Harnsäureanstieg messbar. Der Patient sollte viel trinken, notfalls sollte durch den Hausarzt Rp Allopurinol verordnet werden.

MERKE

Bei folgenden Beschwerden muss das Fasten gebrochen werden:

- höhergradige kardiale Arrhythmien
- therapieresistenter Kaliummangel, z. B. bei Kaliumverlustniere
- psychovegetative Entgleisungen mit Angst, Zwangssymptomen oder sonstigen psychotischen oder paranoiden Reaktionen

Kontraindikationen

Bei Kachexie, ausgeprägten Schwächezuständen, Diabetes Typ 1, akutem Magen-Darm-Geschwür, Gallensteinleiden, schweren Herz-Kreislauf- oder Nieren-Erkrankungen, „aktueller“ Karzinomerkrankung, Erschöpfungszuständen, manifester Schilddrüsenunter- und -überfunktion und schweren Infektionskrankheiten darf nicht gefastet werden.

Bei Patienten mit einer psychiatrischen Anamnese (z. B. endogene Depression, Psychose) oder Essstörungen, wie z. B. Bulimie und Anorexia nervosa (auch wenn diese lange zurückliegen), sowie bei Schwangeren, Stillenden, Kindern und Heranwachsenden ist Heilfasten ebenfalls kontraindiziert.

Vorsicht ist geboten bei Autoimmunkrankheiten wie z. B. Multiple Sklerose, Kollagenosen, da sowohl die Symptomatik abgemildert als auch ein Schub ausgelöst werden kann.

Bei Diabetes mellitus Typ 2 und Gicht ist stationäres Heilfasten in einer Fastenklinik dem ambulanten Fasten unbedingt vorzuziehen.

2.21 Hildegardmedizin

Hildegard von Bingen (1098–1179), das jüngste von zehn Kindern einer dem Hochadel angehörenden Familie, wuchs in der Nähe des Klosters auf, dessen Leitung sie später übernahm. Ihr eigenes Kloster gründete sie im Jahr 1165 auf dem Rupertsberg bei Bingen.

Im Alter von beinahe 50 Jahren arbeitete Hildegard an ihrem ersten großen Visionenbuch, dem **„Scivias“** („Wisse die Wege“), das sie auf göttlichen Befehl begonnen hatte. In den folgenden Jahren entstanden Schriften zur Naturkunde und zur Heilkunde. In diesen beschrieb sie u. a. die spezifischen Wirkungen von Pflanzen, Bäumen, Edelsteinen (**„Physica“**) oder den Ursachen und der Behandlung von Krankheiten („Causae et Curae“). Dabei wurden die pflanzlichen Heilmittel ebenso die Steine und die Körpersäfte des Menschen nicht isoliert betrachtet, sondern im **Gesamtzusammenhang** der **Schöpfungswirklichkeit** gesehen: Heil und Heilung des kranken Menschen kann durch die Hinwendung zum Glauben, der gute Werke und eine maßvolle Lebensordnung hervorbringt, ausgehen.

Konzept, Wirkungen und Durchführung

Im Mittelpunkt der Heilkunde nach Hildegard stehen neben diätetischen Maßnahmen und Ausleitungsverfahren v. a. der Einsatz spezifischer Heilmittel (z. B. Pflanzen, Edelsteine), aber auch psychotherapeutische Maßnahmen.

Pflanzliche und mineralische Heilmittel

Hildegard führte in ihren naturkundlichen Werken mehrere hundert Heilpflanzen auf. Hierbei gab sie keine naturwissenschaftlichen Hinweise, sondern sie beschrieb, wie und in welcher Kombination sich die Pflanzen anwenden lassen. Diese Angaben werden häufig durch die moderne Phytotherapie bestätigt; teilweise werden die Pflanzen nur bei Hildegard angewendet und sollten mit Vorsicht bewertet werden.

In der „Physica“ sind in einer Art Arzneimittelkunde fast 1.800 Rezepte aus dem gesamten Bereich der Natur ausgeführt. Erst Mitte des letzten Jahrhunderts wieder aufgefunden, sind diese in übersetzter Form seit den 1930er-Jahren zugänglich. Der österreichische Arzt Gottfried Hertzka testete viele Rezepturen jahrzehntelang und baute dieses alte System wieder neu auf.

Ernährungslehre nach Hildegard

Eine **maßvolle** und **gesunde Ernährung** verhindert nach Hildegard die Entstehung von Krankheiten. Als Ernährungsgrundlage empfiehlt Hildegard besonders Dinkelgetreide, das gegen eine Vielzahl von körperlichen Leiden wirksam sein soll. Sie rät zu einer nach heutigem Verständnis ausgewogenen Vollwertkost mit nur wenigen Einschränkungen. Verboten sind nur die sog. „Hildegard-Küchengifte“, die von Gesunden und Kranken gemieden werden sollten: Porree, Pfirsich, Erdbeere, Pflaume. Rohkost sollte durch eine Essig-Öl-Beize aufgeschlossen werden. Nachtschattengewächse werden in der Hildegardküche nur bedingt angewendet.

Ausleitungsverfahren nach Hildegard

Besonders wichtig ist der **Aderlass** nach Hildegard, der nicht identisch mit dem üblichen Aderlass (➢ 2.3) ist. Ausgerichtet auf die Mondphasen wird er beim nüchternen Patienten am ersten bis fünften Tag nach Vollmond durchgeführt. In den Tagen danach ist eine spezielle Diät einzuhalten. Mit dem Aderlassblut kann eine **Phänomenanalyse** zur Hinweisdiagnostik erstellt werden.

Weiterhin gehören das blutige und unblutige Schröpfen (➢ 2.41), die Moxibustion (➢ 2.30) sowie Saunaanwendungen dazu. Ebenso wird regelmäßiges Fasten – nach genauen Angaben durchgeführt – zur Ausleitung und Regeneration eingesetzt.

Psychotherapie nach Hildegard

In ihrem Werk *Liber viae meretorium* führt Hildegard 35 „Tugenden und Laster“ auf, die für Gesundheit und Glück verantwortlich sind, eine Art „Typenlehre“. Die meisten Menschen haben hiernach z. B. zu wenig Liebe, Barmherzigkeit, Hoffnung oder Tapferkeit. Aus dem Mangel an lebensbejahenden Gefühlen können seelische Krankheiten entstehen, die wiederum das Abwehrsystem schwächen und körperliche Beschwerden verursachen können. Es ist das Ziel, eigene Schwächen zu erkennen und das seelische Gleichgewicht zu stärken

Patientensicherheit und Qualitätssicherung

- Kontraindikationen abklären, Patienten aufklären, Einverständnis einholen.
- Produkte für die Hildegardmedizin sind meist nicht als Arzneimittel zugelassen, sondern als Nahrungsergänzungsmittel, Tees oder Gewürze erhältlich. Beachten Sie deshalb bei deren Verordnung zu therapeutischen Zwecken das Arzneimittelrecht und die Nahrungsergänzungsmittel-Verordnung sowie die daraus folgenden juristischen und haftungsrechtlichen Aspekte.
- Wesentliche Informationen zu Untersuchung, Aufklärung, Behandlung und Ablauf dokumentieren (Patientenrechtegesetz, Qualitätssicherung).

Indikationen

Da es sich bei der Hildegardmedizin um ein medizinisches Ganzheitskonzept handelt, umfasst die Indikationsliste alle in der Heilpraktikerpraxis üblichen Indikationen.

Risiken und Nebenwirkungen

Bei sachgerechter Anwendung sind bei den Arzneimitteln und Verfahren keine Nebenwirkungen bekannt, sie gelten als gut verträglich und universell einsetzbar.

Die Risiken und Nebenwirkungen ergeben sich aus den Inhaltsstoffen deren jeweiligen Produkte. Verschiedene Kräuter oder Massageöle können im Einzelfall zu allergischen Reaktionen führen.

Kontraindikationen

Mögliche Gegenanzeigen können sich aufgrund von bestehenden Vorerkrankungen, Medikamenteneinnahmen o. ä. ergeben, so sollte z. B. bei Fieber und akuten Infekten kein Aderlass nach Hildegard von Bingen gemacht werden.

Kuren, welche die Schleimhäute anregen und den Schleim verflüssigen (sog. Purgier-Kuren) sind in den ersten drei Monaten einer Schwangerschaft bedingt kontraindiziert.

Die Psychotherapie nach Hildegard ist kontraindiziert bei akuten psychotischen Zuständen, schweren psychiatrischen Erkrankungen, schweren Abhängigkeitserkrankungen und Suizidalität.

2.22 Homöopathie

Begründet wurde die Homöopathie von dem Arzt, Apotheker und Chemiker Samuel Hahnemann (1755–1843), der den damaligen Behandlungsmethoden – Aderlass, Schröpfen, Verabreichung toxischer Substanzen – äußerst kritisch gegenüberstand. Er gab zunächst seine praktische Tätigkeit auf, da er – wie er einem Freund mitteilte – nicht länger nach dieser oder jener Krankheitshypothese Substanzen verabreichen wollte, die ihren Platz in der Materia medica (Arzneimittellehre) einer willkürlichen Entscheidung verdankten. Samuel Hahnemann hatte bereits 13 Jahre als Arzt, Pharmazeut, Chemiker und Übersetzer medizinischer Literatur gearbeitet, als er während der Übersetzung von Cullens Arzneimittellehre seinen legendären **Versuch** mit der **Chinarinde** durchführte. Hahnemann entwickelte als gesunder Mensch Fiebersymptome, wie er sie von Malariakranken kannte, die eben durch die Chinarinde geheilt wurden. Zahlreiche andere Selbstversuche an sich, seinen Familienmitgliedern und Freunden folgten, und sechs Jahre später formulierte er das **Ähnlichkeitsgesetz „Similia similibus curentur"** (Ähnliches werde durch Ähnliches geheilt). 1810 erschien sein Hauptwerk, das „Organon der rationellen Heilkunde", in dem Hahnemann in 294 Paragrafen die Grundsätze und Gesetzmäßigkeiten der Homöopathie formulierte. Die letzte (6.) Auflage, das „Organon der Heilkunst", in dem Hahnemann 1842 seine durch die praktische Tätigkeit veränderten Einsichten beschrieb, wurde erst 1921 veröffentlicht.

Konzept

Die klassische Homöopathie beruht auf drei Grundprinzipien: dem Ähnlichkeitsgesetz, der Arzneimittelprüfung und der Potenzierung.

Ähnlichkeitsgesetz und Arzneimittelprüfung

Entsprechend dem Ähnlichkeitsgesetz ist also nur derjenige Arzneistoff in der Lage, einen kranken Menschen zu heilen, dessen Arzneimittelbild dem Symptomenbild ähnlich ist, das ein erkrankter Mensch hervorbringt. Das Ähnlichkeitsgesetz ist untrennbar mit der **Arzneimittelprüfung** am **gesunden Menschen** verbunden, denn nur so kann Wissen über die Wirkung eines Arzneistoffes gewonnen werden. Am Beispiel der Küchenzwiebel *(Allium cepa)* lässt sich das Ähnlichkeitsgesetz nachvollziehen. So entstehen beim Gesunden durch das Schneiden der Küchenzwiebel folgende Symptome: starke Flüssigkeitsabsonderung aus Augen und Nase, Augenjucken oder -brennen, Kitzeln der Nase, Niesreiz. Dementsprechend wird *Allium cepa* auch als Schnupfenmittel eingesetzt.

Die auf dem Ähnlichkeitsgesetz basierende Heilkunst nannte Hahnemann **Homöopathie,** als **Allopathie** bezeichnete er die Therapieverfahren, die entsprechend dem Gegensatzprinzip (contraria contraris), Symptome mit Gegenmitteln, d. h. Fieber mit fiebersenkenden Mitteln, rheumatische Beschwerden mit Antirheumatika behandeln.

Potenzierung

Neben dem Ähnlichkeitsgesetz und der Arzneimittelprüfung ist die Potenzierung die dritte Säule der Homöopathie. Hahnemann hatte beobachtet, dass sich bei den damals üblichen Arzneidosierungen die Symptome beträchtlich verschlimmerten oder sogar toxische Nebenwirkungen auftraten. Er begann die Arznei schrittweise zu **verdünnen** und **verschüttelte** sie auf jeder Verdünnungsstufe sehr stark. Diese dynamisierte oder „potenzierte" Arznei hatte eine deutlich stärkere Wirkung. Gleichzeitig konnten durch den Prozess der Potenzierung evtl. Vergiftungserscheinungen verringert werden.

Die Potenzierung homöopathischer Arzneimittel erfolgt nach festgelegten Regeln, die durch folgende Nomenklatur gekennzeichnet wird: Der Buchstabe zeigt an, in welchem Verhältnis das Arzneimittel verdünnt wurde. So wird bei den **D-Potenzen** *(Dezimalpotenzen)* im Verhältnis 1 : 10, bei den **C-Potenzen** *(Centesimal-Potenzen)* im Verhältnis 1 : 100, bei den **LM-** bzw. **Q-Potenzen** *(Quinquagiesmillesima-Potenzen)* im Verhältnis 1 : 50.000 verdünnt. Die Anzahl der Potenzierungsschritte wird durch die hinter dem Buchstaben stehende Zahl angegeben. Dementsprechend wurde bei einer C-30-Potenz 30-mal hintereinander im Verhältnis 1 : 100 verdünnt und genauso häufig verschüttelt. Die für die Verdünnung notwendigen Schüttelschläge sollten am besten auf dem Handballen oder auf ein ledergebundenes Buch erfolgen. Im *Homöopathischen Arzneibuch* (HAB) sind die Richtlinien zur Herstellung homöopathischer Arzneimittel genau festgelegt.

Gesundheit und Krankheit

Hahnemann führte den Begriff der **Lebenskraft** neu ein und definierte Gesundheit wie folgt: *„Im gesunden Zustande des Menschen waltet die geistartige, den materiellen Körper belebende Lebenskraft unumschränkt und hält alle seine Theile in bewundernswürdig harmonischem Lebensgange in Gefühlen und Thätigkeiten, sodass unser inwohnende, vernünftige Geist sich dieses lebendigen, gesunden Werkzeugs frei zu höheren Zwecke unseres Daseins bedienen kann."*

Somit wird jedes Organ und jede Zelle von der immateriellen, **geistartigen Lebenskraft** beeinflusst. Sie ist dem Organismus übergeordnet und steuert alle Lebensfunktionen. Sobald die Lebenskraft geschwächt oder z. B. durch Überbelastung, Stress, psychische Probleme ins Ungleichgewicht gebracht wird, ist der Organismus vor krankmachenden Einflüssen (z. B. Bakterien, Viren, Pilzen, Pollen) nicht mehr geschützt. Jeder **Krankheit** liegt nach Hahnemann eine **Verstimmung** der **Lebenskraft** zugrunde. Georgos Vithoulkas, an der weltweiten Verbreitung der klassischen Homöopathie maßgeblich beteiligt, sieht die Kreativität des Menschen als wesentliches Kriterium für Gesundheit. Er definiert Gesundheit als Freiheit von Schmerz, Leidenschaft und Selbstsucht und bezieht in seine Definition die **körperliche, emotionale** und **geistige Ebene** des Menschen ein.

Wirkungen

Nach dem **Gesetz von Avogadro** lassen sich bis zu einer Verdünnung von D 23 **(Loschmidt-Zahl)** noch Moleküle nachweisen. Somit sind in einer D 24 oder C 12 eines potenzierten Arzneimittels und insbesondere bei den als Konstitutionsmittel eingesetzten Potenzen (z. B. C 30 und C 200) keine Moleküle der Ausgangssubstanz mehr zu finden. Konstitutionelle Mittel wirken also nicht auf der stofflichen Ebene. Man geht davon aus, dass durch den Potenzierungsvorgang Informationen der Ausgangssubstanz auf die Trägersubstanz (Wasser, Alkohol, Milchzucker) übertragen werden. Durch die passende Information, die im richtig gewählten Arzneimittel enthalten ist, wird im Organismus des Patienten der Reiz zur Selbstheilung gesetzt.

Durchführung

Das **Homöopathische Arzneibuch** umfasst über 2.000 pflanzliche, tierische und mineralische Substanzen, und es werden immer neue Stoffe (z. B. Schokolade, Diamant, Wasserstoff) geprüft. Wird das homöopathische Mittel aus Pflanzen (z. B. Bryonia – Wurzelstock der Zaunrübe, Pulsatilla – Blüten der Küchenschelle) oder Giftstoffen von Tieren (z. B. Lachesis – Gift der Buschmeisterschlange) gewonnen, wird eine **Urtinktur** hergestellt. Diese besteht zu gleichen Teilen aus der flüssigen Arzneisubstanz und hochprozentigem Alkohol.

Ist die Ausgangssubstanz nicht in Alkohol löslich (z. B. Metalle, Säuren) wird sie bis zu ihrer Löslichkeit mit Milchzucker verrieben. Ab der Potenz C 3 bzw. D 6 ist jeder Stoff in Alkohol löslich.

Homöopathische Arzneimittel sind erhältlich in verschiedensten Darreichungsformen; am gebräuchlichsten sind Globuli (Kügelchen), Tabletten und Tropfen, ferner Salben und Cremes sowie Ampullenpräparate zur Injektion und Zäpfchen.

Während einer konstitutionellen Behandlung sollten bestimmte Substanzen, die als **Antidote** die Wirkung des verabreichten Mittels aufheben können, gemieden werden. Dies betrifft: Kaffee, Tabak, Alkohol, Pfefferminze (z. B. Zahnpasta, Tee), ätherische Öle.

Einzelmittel

Die **klassische Homöopathie** verordnet Einzelmittel, die nach ausführlicher Anamnese und Repertorisation ausgewählt werden. Die **Fallaufnahme**, das Herzstück der Behandlung, erfordert vorurteilslose Aufmerksamkeit, innere Ruhe und eine gute Beobachtungsgabe. Nach dem freien Spontanbericht des Patienten werden die Symptome, d. h. die Hauptbeschwerden, Allgemeinsymptome (z. B. Ernährung, Temperaturempfinden, Reaktion auf Wettereinflüsse, Schlaf, Tageszeiten) sowie Geistes- und Gemütssymptome (z. B. Gedächtnis, Konzentration, Ängste, Charaktereigenschaften) weiter aufgenommen und in die Auswertung des Falls und die Hierarchisierung der Symptome einbezogen. Die für eine Arznei besonders auffälligen und wichtigen Angaben, die das Mittel charakterisieren, werden als **Leitsymptome** bezeichnet.

Zur Auswertung des Falls werden Repertorien benutzt, die es auch als PC-Programme gibt. Diese Nachschlagewerke enthalten die Symptome in logischer und alphabetischer Reihenfolge und führen zum entsprechenden Arzneimittel.

Die endgültige Auswahl des individuellen Heilmittels **(Simile)** erfolgt nach vergleichender Betrachtung des Arzneimittelbilds mit den Symptomen des Patienten. Im Idealfall passt das Mittel zum Menschen wie der Schlüssel zum Schloss.

Komplexmittel

Die symptomatisch orientierte Homöopathie verordnet Komplexmittel, die nach organotropen Gesichtspunkten bzw. klinischen Indikationen ausgewählt werden.

Komplexmittel enthalten Einzelsubstanzen in sehr unterschiedlichen Potenzen. Es wird angenommen, dass sich die verschiedenen Mittel in ihrer Wirkung verstärken und ergänzen.

Nosoden

Eingesetzt werden auch aus kranken Geweben und Körpersekreten homöopathisch aufbereitete Mittel, die als Nosoden bezeichnet werden. So wird z. B. Psorinum aus dem Inhalt eines Krätzebläschens hergestellt oder Tuberkulinum aus Auswurf aufbereitet, der Tuberkelbazillen enthält. Nosoden werden eingesetzt, um Therapieblockaden zu lösen, und erfordern genaue Kenntnisse der **Miasmenlehre** von Hahnemann und deren Weiterentwicklung. Mit Miasma (griech. Makel, Befleckung) bezeichnete Hahnemann drei Arten der Störung der Lebenskraft (Psora, Sykose und Syphilis). Ein Miasma kann erworben werden (z. B. allopathische Behandlung) oder anlagebedingt vorhanden sein.

Heilungsverlauf

Bei chronischen Erkrankungen werden entsprechend der von dem amerikanischen Homöopathen Constantin Hering aufgestellten **Hering-Regel** folgende Heilungsverläufe als günstig bewertet: Symptome bewegen sich von innen nach außen, also vom (lebenswichtigen) inneren Organ in Richtung Haut sowie von oben nach unten (Kopf-Fuß). Bekommt z. B. ein Asthmatiker unter der homöopathischen Behandlung einen Hautausschlag, so mag das für den Patienten zunächst unangenehm sein, der Homöopath wird es als einen Schritt zur Heilung werten. Ebenso gilt es als positives Zeichen, wenn sich zuerst die aktuellen und danach die lang bestehenden Beschwerden bessern. Diese verschiedenen Heilungsverläufe zeigen an, dass die Lebenskraft nun wieder imstande ist, sich mit diesen Störungen auseinanderzusetzen.

Patientensicherheit und Qualitätssicherung

- Kontraindikationen abklären, Patienten aufklären, Einwilligung einholen.
- Homöopathisch aufbereitete giftige oder verschreibungspflichtige Substanzen (z. B. Toxine wie Arsen) sind erst ab der D 4 verschreibungsfrei. Anders ausgedrückt: Die Verschreibungspflicht gilt auch für homöopathische Arzneimittel aus verschreibungspflichtigen Stoffen in den Potenzen ab D 1 bis einschließlich D 3 und C 1.
- Homöopathisch aufbereitete Betäubungsmittel (z. B. Cannabis indica) unterliegen der Verschreibungspflicht; Ausnahme: Opium (ab D 6) und Schlafmohn (Papaver somniferum ab D 4).
- Arzneimittel dürfen grundsätzlich nicht an Patienten abgegeben oder verschickt werden. Das gilt ausdrücklich auch für homöopathische Arzneimittel! Auch diese müssen verordnet und in der Apotheke bezogen werden. Eine Verabreichung in der Praxis ist hingegen gestattet.
- Für Patienten mit einer Unverträglichkeit von Milchzucker (Laktoseintoleranz) sind laktosefreie Globuli oder Tropfen eine Alternative. Die Milchzucker-Tabletten einiger Hersteller können Spuren von Gluten enthalten, was bei Zöliakie- oder Sprue-Patienten zu beachten ist.
- Bei parenteraler Verabreichung, z. B. bei der Segmenttherapie (➤ 2.42) gelten die üblichen Regeln für Hygiene und Injektionen/Infusionen.
- Wenn Sie homöopathische Ampullenpräparate zur parenteralen Verabreichung mischen, stellen Sie ein neues Arzneimittel her. Dies müssen Sie bei Ihrer zuständigen Bezirksregierung anzeigen (erlaubnisfreie, aber anzeigepflichtige Herstellung von Arzneimitteln).

- Wesentliche Informationen zu Untersuchung, Aufklärung, Behandlung und Ablauf dokumentieren (Patientenrechtegesetz, Qualitätssicherung).

Indikationen

Alle Erkrankungen, die der Selbstregulation des Organismus zugänglich sind, lassen sich mithilfe der Homöopathie behandeln. Besonders funktionelle, psychosomatische und chronische Erkrankungen, eine Domäne der klassischen Homöopathie, sind durch eine konstitutionelle Behandlung positiv zu beeinflussen.

Risiken und Nebenwirkungen

Homöopathische Arzneimittel werden in der Regel sehr gut vertragen. Es kann allerdings nach der Einnahme über wenige Tage zu einer Erstverschlimmerung kommen. Das ist keine arzneiliche Nebenwirkung, sondern – sofern sich der Gesamtzustand dennoch günstig entwickelt – ein Zeichen für eine Heilungsreaktion und somit positiv zu bewerten.

Bei der Gabe eines ungeeigneten Mittels oder falscher Arzneianwendung - z. B. auch zu häufige Wiederholung der an sich passenden Arznei – kann es zu Symptomen einer Arzneimittelprüfung (s. oben) kommen.

Kontraindikationen

- Bei bekannter Allergie darf das entsprechende Mittel (z. B. Apis bei Allergie gegen Bienengift, Echinacea und andere Korbblütler) erst ab der D 6 gegeben werden.
- In seltenen Fällen und bei langfristiger Einnahme können bei niedriger Potenz Vergiftungssymptome auftreten, z. B. bei Arsen oder Mercurius D 1 (verschreibungspflichtig).
- Kranke mit schweren Organ- oder Zellschäden benötigen je nach Krankheitsbild weiterhin allopathische Mittel.
- Patienten mit Asthma, Rheuma oder anderen glukokortikoidpflichtigen Erkrankungen können homöopathisch begleitet werden. Nur langjährig erfahrene Homöopathen können abschätzen, ob im Ausnahmefall und in Absprache mit dem Arzt eine Erkrankung ausschließlich homöopathisch behandelt werden kann.

2.23 Hydrotherapie

Die heilende Kraft des Wassers war bereits in der Antike bekannt. Johann und Siegmund Hahn („Wasserhähne") begannen im 18. Jahrhundert, die moderne Wassertherapie wieder zu beleben. Vinzenz Prießnitz, auf den viele der heute gebräuchlichen Anwendungen zurückgehen, z. B. die kalten Ganz- und Teilwickel, entwickelte diese im 19. Jahrhundert weiter. Ebenfalls um diese Zeit entdeckte Johann Sebastian Kneipp die Heilkräfte des Wassers.

Konzept

Die Hydrotherapie umfasst ein variables, individuell abstimmbares Behandlungssystem mit über 100 Varianten. Folgende Anwendungen sind Bestandteil der Hydrotherapie: Waschungen, Abreibungen, Dampfanwendungen, Sauna, Wickel und Auflagen, Packungen, Güsse, medizinische Bäder (mit Zusätzen), Trockenbürsten, Teilbäder (z. B. Arm- oder Fußbad, Sitzbäder), Tautreten und Wassertreten. Abgestimmt auf die Konstitution, die Krankheitssymptome und das Befinden des Patienten wird die Wasseranwendung ausgewählt und die Dauer und Intensität der Maßnahme festgelegt. Dabei reicht das Angebot von kleinsten Reizen, z. B. Abwaschungen, bis hin zu stärksten Reizen, wie z. B. Blitzgüsse oder Ganzkörperwickel.

Wirkungen

In der Hydrotherapie nutzt man die hohe Wärmekapazität und die gute Wärmeleitfähigkeit des Wassers zur Erzeugung von Temperaturreizen: Wasser ist in der Lage, den behandelten Körperstellen in kurzer Zeit wirksame Wärmemengen zuzuführen (Wärmebehandlung) oder Wärme abzuleiten (Kältebehandlung).

Hydrotherapeutische Reize bleiben nicht auf den Ort der Behandlung beschränkt, sondern bewirken eine Reizantwort des gesamten Organismus. Sie beeinflussen das Kreislauf- und Nervensystem, den Stoffwechsel sowie das Immunsystem. Hydrotherapeutische Reize haben folgendes Wirkungsspektrum:

- **Beeinflussung der Durchblutung:** Heiße Anwendungen führen dem Körper passiv Wärme zu. Sie wirken beruhigend, entkrampfend und durchblutungsfördernd.
- Bei kalten **Anwendungen** kommt es zunächst zur Gefäßverengung und anschließend zu einer Weitstellung der Gefäße, die eine Förderung der Durchblutung bewirkt. Dadurch werden die Ver- und Entsorgung des Gewebes, die Lymphzirkulation sowie die Ausscheidungsfunktion der Haut verbessert.
- **Reflektorische Beeinflussung innerer Organe:** Die über die Haut aufgenommenen Temperaturreize beeinflussen über kutiviszerale Reflexbögen die Funktion innerer Organe. Dadurch kann z. B. die Atemtätigkeit gesteigert werden (Kaltreize). Hydrotherapeutische Reize wirken über die Bahnung vegetativer Reflexe auch harmonisierend auf das Nervensystem.
- **Förderung der Ausleitung:** Ein Temperaturreiz fördert die Durchblutung im betroffenen Gebiet und begünstigt so die vermehrte Ausscheidung von Toxinen. Toxinbindende Zusätze, die dem Umschlag beigegeben werden, z. B. Quark oder Kohl, können diesen Effekt noch steigern.

Durchführung

Für die Hydrotherapie gelten folgende Grundregeln:

- **Reizstärke und -intensität:** Bei der Auswahl der Reizstärke gilt das Arndt-Schulz-Gesetz: Demzufolge fachen kleine Reize die Lebenstätigkeit an, mittelstarke Reize fördern sie, starke hemmen sie

und stärkste heben sie auf. Der gewählte Reiz muss an die Erkrankung und an die Konstitution des Patienten angepasst sein. Es muss eine Wahl getroffen werden zwischen **milden** Reizen (z. B. Waschungen, Trockenbürstungen, Unterarm- und Fußbäder, Kniegüsse), **mittelstarken** (z. B. Halbbäder, Sitzbäder, Sauna) und **starken** Reizen (z. B. Überwärmungsbäder, Voll-Blitzgüsse).
- **Temperatur:** Für die Wassertemperatur gilt: kalt (bis 18 °C), warm (36–38 °C), heiß (39–41 °C). Bei asthenischen Menschen sind warme Anwendungen, bei Plethorikern kalte Anwendungen in der Regel zu bevorzugen. Bei **Entzündungen** und akuten Erkrankungen sind eher Kaltreize indiziert, bei **chronischen Erkrankungen** sind dagegen Warmreize günstiger. Kalte Anwendungen werden grundsätzlich nur auf warmer Haut vorgenommen! Leidet der Patient unter kalten Füßen oder ist der Körper nicht ausreichend warm, muss zunächst für eine Erwärmung gesorgt werden, z. B. durch aktive Bewegung oder warmes Wasser.

Patientensicherheit und Qualitätssicherung

- Kontraindikationen abklären, Patienten aufklären, Einwilligung einholen.
- Patienten mit Gleichgewichtsstörungen sollten auf Vorsicht und Sicherheitsmaßnahmen bei Anwendung in der häuslichen Dusche oder Wanne hingewiesen werden. Es kann ratsam sein, den Patienten eine entsprechende Informationsbroschüre mitzugeben.
- Wesentliche Informationen zu Untersuchung, Aufklärung, Behandlung und Ablauf dokumentieren (Patientenrechtegesetz, Qualitätssicherung).

MERKE

Nach jeder Anwendung sollte für ausreichend **Ruhe** und eine **Wiedererwärmung** des **Körpers** gesorgt werden. Fühlt sich der Patient nach der Behandlung wohl, ist dies ein sicherer Hinweis dafür, dass die passende Anwendung ausgewählt wurde.

Indikationen

Die Hydrotherapie als überwiegend unspezifische Reiz- und Regulationstherapie wird zur Prävention sowie zur Rehabilitation eingesetzt. Ebenso eignet sie sich zur allgemeinen Anregung des Stoffwechsels, zur Steigerung der Immunabwehr (bei chronischen Atemwegs- und Harnwegsinfekten) sowie zur Behandlung von Herz-Kreislauf-Erkrankungen und rheumatischen Erkrankungen. Viele Anwendungen, wie z. B. Wechselduschen oder ansteigende Fußbäder, können sehr gut zu Hause durchgeführt werden.

Risiken und Nebenwirkungen

Bei sachgerechter Anwendung sind keine Nebenwirkungen bekannt. Eine allergische Reaktion auf Badezusätze ist möglich. Wer durch die Hydrotherapie stark ermüdet, soll keine Fahrzeuge oder potenziell gefährliche Maschinen bedienen.

Kontraindikationen

Grundsätzlich darf der Patient bei **Kaltwasseranwendungen** nicht frösteln, frieren, kalte Füße oder gar Schüttelfrost haben. Kaltgüsse dürfen nur bei einem erwärmten Körperteil appliziert werden. Vorherige Warmgüsse über mehrere Minuten können das gewünschte Temperaturgefühl erzeugen. Erst dann erfolgt die kurzzeitige Kaltwasseranwendung.

Je nach Art des Gusses variierenden die Kontraindikationen:
- Vollguss: Herzinsuffizienz, Arteriosklerose, Hypertonie, Hyperthyreose, Katarakt, Glaukom, Entzündungen der Nieren und ableitenden Harnwege
- Oberguss: Herzinsuffizienz, Arteriosklerose, Raynaud-Syndrom
- Unterguss: ausgeprägte Durchblutungsstörungen der Füße bzw. Beine, Zystitis, Pyelonephritis, akute Ischialgie, Menstruation
- Knieguss: ausgeprägte Durchblutungsstörungen der Füße bzw. Beine, Neigung zu Wadenkrampfen, Menstruation. Vorsichtige Anwendung bei Hypotonie.

Warmwasseranwendungen: Vollbäder mit höherer Wassertemperatur sind kontraindiziert bei kreislauflabilen Patienten, bei offenen Wunden, Sensibilitätsstörungen (Gefahr der Verbrühung); Vorsicht bei Menstruation.

2.24 Kolon-Hydro-Therapie

Konzept, Wirkungen und Durchführung

Mithilfe der Kolon-Hydro-Therapie (Colon-Hydro-Therapie CHT) wird der gesamte Dickdarm mit ca. zehn bis zwölf Litern abwechselnd kühlem und warmem Wasser (zwischen 20 und 37 °C) gespült und effektiv gereinigt. Damit geht dieses Verfahren weit über die therapeutischen Möglichkeiten eines normalen Einlaufs hinaus. Die Therapie wird mit dem Colon-Hydromat für die Dauer von 30–50 Min. durchgeführt. Der Patient liegt entspannt in Rückenlage, Bauch und Gesäß sind entkleidet. Zuvor wurde in Seitenlage ein mit Vaseline bestrichenes Spekulum (ist über ein Schlauchsystem mit dem Behandlungsgerät verbunden) vorsichtig in den Darm eingeführt.

Bei „Problempatienten", z. B. Patienten mit stark ausgeprägten Hämorrhoiden, werden kleinlumige Kinderspekula verwendet. Das Darmrohr wird etwa 6–8 cm ins Rektum eingeführt. Dann wird der Patient mit einem großen Tuch zugedeckt. Normalerweise wird mit 37 °C warmem Wasser gespült, einzelne Vorgänge können auch mit 20 °C warmem Wasser („Kneipp-Kur für den Darm") durchgeführt werden, um die Darmperistaltik anzuregen und Ausscheidung von Kotresten zu fordern. Es kann für den Behandlungsverlauf hilfreich sein, wenn sich der Patient während der Spülung leicht aufrichtet, sodass der Ausstrom des Wassers gefördert wird.

Patientensicherheit und Qualitätssicherung

- Kontraindikationen abklären, Patienten aufklären, Einwilligung einholen.

- Blutdruck und Puls vor und nach der Behandlung messen und vergleichen.
- Die Colon-Hydro-Therapie ist ein invasives Verfahren. Da ein Infektionsrisiko besteht, ist – auch zum Eigenschutz –auf hygienisches Arbeiten und Einhaltung aller geltenden Richtlinien zu achten.
- Da durch die CHT eine Kontamination des Trinkwassers stattfinden könnte, darf der Colon-Hydromat nur mit einem freien Auslauf betrieben werden. Eine Sicherung unterbricht die Wasserzufuhr aus der Leitung zum Colon-Hydromat, damit der Rückstau von pathogenen Keimen (z. B. E. coli) vermieden wird.
- Medizinprodukterecht: Das Gerät ist ein aktives Medizinprodukt, es bedarf der Eintragung ins Gerätebuch und in das Bestandsverzeichnis und muss ein CE-Kennzeichen tragen.
- Eventuell müssen bei den Geräten in bestimmten Fristen mess- oder sicherheitstechnische Kontrollen durchgeführt werden. Nur Sachkundige dürfen mit der Instandhaltung des Gerätes beauftragt werden.
- Die Verbrauchsmaterialien müssen ebenfalls ein CE-Kennzeichen haben und steril verpackt sein.
- Hygienerichtlinien einhalten, z. B. hygienische Händedesinfektion, Desinfektion der Liege nach Patientenkontakt, Wechseln der Papierauflage oder des Bezugs sowie der Decke
- Wesentliche Informationen zu Untersuchung, Aufklärung, Behandlung und Ablauf dokumentieren (Patientenrechtegesetz, Qualitätssicherung).

Indikationen

Das Indikationsspektrum ist sehr breit, da sich mit der Kolon-Hydro-Therapie alle Erkrankungen positiv beeinflussen lassen, deren Entstehung mit den Darmbelastungen und -erkrankungen in Zusammenhang gebracht wird.

- gastroenterologische Störungen wie Obstipation, Diarrhö, Meteorismus, Reizdarmsyndrom, Dyspepsie
- Leberbelastungen, Fettleber, Leberzirrhose
- Störungen der physiologischen Darmflora, besonders bei gleichzeitiger Besiedelung mit pathogenen Pilzen
- Hauterkrankungen
- allergische Erkrankungen
- Kopfschmerz und Migräne
- chronische Infektanfälligkeit
- Erkrankungen des rheumatischen Formenkreises

Risiken und Nebenwirkungen

Bei zu intensiver Stauungstätigkeit und bei sensiblen Patienten können Darmspasmen auftreten. Eine individuelle Dosierung (häufiges Nachfragen, ob der Druck gut auszuhalten ist) verhindert dies. Gelegentlich kann es durch die starke vegetative Reizung zu Kreislaufdysregulationen bis zu vagovasalen Synkopen kommen. Die Therapie sollte dann unter- oder abgebrochen werden. Beide Nebenwirkungen sind nicht gefährlich, sollten aber ernst genommen werden.

Kontraindikationen

Da die Kolon-Hydro-Therapie sehr tiefgreifend wirkt, gibt es einige absolute Kontraindikationen:

- Colitis ulcerosa, Morbus Crohn, Divertikulitis
- Herzinsuffizienz III. Grades nach NYHA, starke Arrhythmien

Eine Kaltwasserbehandlung sollte nicht bei Patienten mit rezidivierenden Zystitiden oder Prostatitis durchgeführt werden.

2.25 Kraniosakrale Osteopathie

Die von William Garner Sutherland (1873–1954) begründete kraniosakrale Osteopathie hat das Ziel, die freie Bewegung des kraniosakralen Rhythmus, der direkt (z. B. durch Traumen, Entzündungsprozesse und andere Krankheiten) oder indirekt (z. B. emotionale oder psychische Faktoren) gestört werden kann, wieder herzustellen.

Konzept und Wirkungen

William Garner Sutherland, Journalist und Student an der *American School of Osteopathy,* bemerkte eines Tages, dass der Schädel in der Schläfenregion abgeschrägt war und damit, in Erinnerung an die abgeschrägten Kiemen eines Fischs, auf eine Gelenkbeweglichkeit hinwies, die dem Atemmechanismus vorausgesetzt ist.

Die nächsten 20 Jahre beschäftigte er sich mit dem Studium der Schädelknochen und prägte für verschiedene regulatorische Vorgänge den Begriff **primärer respiratorischer Komplex (PRM),** der auch als **kraniosakraler Komplex** (lat. cranium = Schädel; sacrum = Kreuzbein) bezeichnet wird. Dieser Komplex umfasst nach Sutherland verschiedene physiologische Vorgänge, so z. B. die spontane Bewegung des zentralen Nervensystems, die Fluktuation des Liquors, die geringfügige Bewegung der Schädelknochen und die unwillkürliche Bewegung des Kreuzbeins zwischen den Darmbeinknochen. Er beeinflusst über das **ZNS** den ganzen Körper, alle Organe sowie die **hormonelle Regulation.**

Sutherland ging davon aus, dass während des normalen zweiphasigen Atemzyklus eine Bewegung aller Teile ausgelöst wird. Diese Bewegung ist an einer minimalen Erweiterung und nachfolgenden Verkleinerung der Schädelkalotte zu spüren. In Abhängigkeit zum kranialen rhythmischen Impuls – die normale Frequenz beträgt 6–12 Zyklen pro Minute – verändert sich auch der Fluss der zerebrospinalen Flüssigkeit.

Durchführung

Insbesondere an Kopf und Kreuzbein (Sakrum) kann der feine kraniosakrale Rhythmus gespürt werden. Der Therapeut folgt diesem Rhythmus, geht gleichsam „mitsinnig" diesen Mustern nach und setzt keine „gegensinnigen" Impulse, die darauf abzielen würden, das Bewegungsmuster zu verändern.

Der Therapeut ertastet den individuellen Rhythmus des Patienten. Durch spezielle, sehr sanfte Drucktechniken wird dieser Rhythmus unterstützt und in seinem Fluss vollendet. Es wird also mit dem vorhandenen Muster gearbeitet, dieses wird verstärkt und in seiner Entfaltung unterstützt.

Somit werden auf sanfte Art Blockierungen gelöst und die natürliche Fähigkeit zur Selbstheilung verbessert.

Patientensicherheit und Qualitätssicherung

- Kontraindikationen abklären: In bestimmten Fällen sollte ein Röntgenbild vorliegen, je nach Indikation auch CT und MRT.
- Patienten aufklären, Einwilligung einholen.
- Medizinprodukterecht: Eine elektrisch verstellbare Behandlungsliege ist ein aktives Medizinprodukt, sie bedarf der Eintragung in Gerätebuch und Bestandsverzeichnis und muss ein CE-Kennzeichen haben. Sie sollte unbedingt den sicherheitstechnischen Anforderungen des BfArM und der Berufsgenossenschaft entsprechen.
- Hygienerichtlinien einhalten, z. B. im Hinblick auf hygienische Händedesinfektion, Desinfektion der Liege nach Patientenkontakt, Wechseln der Papierauflage oder des Bezugs.
- Psychische Mitreaktionen beobachten, ggf. erfragen und begleiten; bei heftigeren Reaktionen – auch im Nachhall der Behandlung z. B. einige Tage später - diese therapeutisch abfangen.
- Wesentliche Informationen zu Untersuchung, Aufklärung, Behandlung und Ablauf dokumentieren (Patientenrechtegesetz, Qualitätssicherung).

Indikationen

Häufigste Anwendungsgebiete sind die Nachsorge von Traumen (z. B. Schädel-Hirn-Trauma), degenerative Beschwerden im Bereich von Schädel, Wirbelsäule und Steißbein. Auch Migräne, Schwindel, Tinnitus, Erkrankungen im HNO-Bereich sowie eine Vielzahl psychovegetativer Störungen lassen sich durch die kraniosakrale Osteopathie positiv beeinflussen.

Bei Kindern und Säuglingen haben sich kraniosakrale Behandlungen bewährt bei Geburtstrauma, Entwicklungs- und Konzentrationsstörungen, Nachsorge von Geburtstraumen, Koliken, Schiefhals *(Torticollis)* und Schreibabys.

Die kraniosakrale Therapie wird vielfach angewendet bei Palliativpatienten und in der Sterbebegleitung.

Risiken und Nebenwirkungen

Nach der Behandlung kann es über zwei bis drei Tage zu einer Erstverschlimmerung im Sinne einer Heilreaktion kommen. Die ist ein Zeichen für die Wirkung der Therapie und kann positiv bewertet werden.

Bei manchen Patienten kann es zu psychischen Reaktionen kommen, z. B. können belastende Erinnerungen wieder aufflackern, Weinen oder Lachen (mit und ohne Grund) kann auftreten und emotionale Regungen (Trauer, Zorn, Angst) sich entladen.

Kontraindikationen

Neugeborene sollen aufgrund der noch nicht geschlossenen Wachstumsspalten des Schädels nicht behandelt werden.

Die kraniosakrale Osteopathie ist kontraindiziert bei akuten Tumorerkrankungen, Durchblutungsstörungen des Gehirns, Bluterkrankheit, bei der Einnahme von blutverdünnenden Medikamenten (z. B. Marcumar), Thrombose, Osteoporose.

Relative Kontraindikationen bestehen bei Bandscheibenvorfällen sowie neurologischen und entzündlichen Erkrankungen (z. B. Morbus Crohn, Colitis ulcerosa).

Als Kontraindikationen werden mitunter akute psychotische Zustände und schwere psychiatrische Erkrankungen, schwere Abhängigkeitserkrankungen und Suizidalität aufgeführt.

2.26 Lasertherapie

Das Wort **Laser,** die Abkürzung für **L**ight **A**mplication by **S**timulated **E**mission of **R**adiation, die „Lichtverstärkung durch stimulierte Emission" bezeichnet eine physikalische Methode zur Erzeugung von gebündelter monochromatischer Lichtstrahlung.

Konzept und Wirkungen

Der Amerikaner Maiman entwickelte 1960 den ersten Laser, zunächst für wissenschaftliche und militärische Zwecke. Nachdem Forscher in den 1970er-Jahren festgestellt hatten, dass bereits geringe Lichtmengen eine Heilwirkung entfalten, wurde der Laser auch in der Medizin eingesetzt.

Der in der **Chirurgie** eingesetzte Laser konzentriert eine starke elektromagnetische Energie auf kleinster Fläche, erzeugt also Wärme und erzielt einen Schneideeffekt. So können z. B. gut- und bösartige Tumoren, Steine in Blase oder Gallenblase entfernt oder zerstört oder die Netzhaut fest geschweißt werden. Die ästhetische Laser-Chirurgie behandelt mit Erfolg Narben, Tätowierungen und rote Äderchen.

Durchführung

Der in der Naturheilkunde eingesetzte energiearme **Softlaser,** auch als **Low Level Laser** bezeichnet, befindet sich mit einer Leistung von 2–150 Milliwatt (mW) deutlich unter den in der Chirurgie angewendeten Lasergeräten, deren Leistung im Wattbereich liegt. Dabei werden die Laserstrahlen im Bereich von 50–150 mW zur **Wundheilung,** bei **Arthrosen** oder zur Behandlung des Tennisarms eingesetzt. Verwendet werden in der Regel kleine Handgeräte oder Pens. Die Laserstrahlen des Softlasers, die in tiefere Gewebeschichten eindringen, ohne das Gewebe zu zerstören, wirken als Reiz auf die Zellen ohne spürbare Wärme. Es wird davon ausgegangen, dass der Laser die elektrische Leitfähigkeit der Haut verändert und über den Laserstrahl Schwingungsinformationen an die einzelne Zelle abgegeben werden. Damit soll der Zellstoffwechsel positiv beeinflusst werden.

Patientensicherheit und Qualitätssicherung

- Kontraindikationen abklären, Patienten aufklären, Einwilligung einholen.
- Medizinprodukterecht: Das Gerät ist ein aktives Medizinprodukt, es bedarf der Eintragung in Gerätebuch und Bestandsverzeichnis und muss ein CE-Kennzeichen haben. Eventuell müssen bei den Geräten in bestimmten Fristen sicherheitstechnische Kontrollen durchgeführt werden. Nur Sachkundige dürfen mit der Instandhaltung des Gerätes beauftragt werden.
- Hygienerichtlinien einhalten, z. B. Desinfektion und Reinigung nach Hautkontakt.
- Wesentliche Informationen zu Untersuchung, Aufklärung, Behandlung und Ablauf dokumentieren (Patientenrechtegesetz, Qualitätssicherung), ggf. mit Einwilligung des Patienten durch Fotos (s. Risiken).

Indikationen

Eine Behandlung mit Softlaser eignet sich zur Durchführung einer schmerzfreien Reiztherapie. Zudem werden u. a. virus- und entzündungshemmende, immunstärkende und schmerzlindernde Eigenschaften geltend gemacht.

Indikationen sind z. B. Schädigungen der Haut wie z. B. Aknenarben, Herpes simplex und Wunden.

Bewährt hat sich die Softlasertherapie auch zur Behandlung von Arthrosen und Sportverletzungen.

Mithilfe der Laserakupunktur können alle Indikationen der klassischen Nadelakupunktur positiv beeinflusst werden. Da die Behandlung im Vergleich zur Nadel-Akupunktur völlig schmerzlos sowie von kurzer Dauer ist und kein Infektionsrisiko birgt, lässt sich der Softlaser als Alternative zur Nadel besonders bei Kindern und sensiblen Patienten nutzen.

Risiken und Nebenwirkungen

Grundsätzlich sind die Angaben der jeweiligen Hersteller zu beachten. Alle Verfahren gelten bei sachgemäßer Anwendung als nebenwirkungsarm bzw. nebenwirkungsfrei.

Patient und Behandler müssen entsprechend der Vorschrift Schutzbrillen tragen, da bei Bestrahlung der Augen Netzhautschädigungen drohen.

MERKE

Hochpotente Laser (Intense-Pulse-Light-(IPL-)Geräte) werden im kosmetischen Bereich zur Entfernung von Körperhaaren, Muttermalen, Pigmentstörungen und Tätowierungen eingesetzt. Im Zuge unsachgemäßer Anwendungen kam es mehrfach zu schweren Verbrennungen oder Narbenbildungen.

Keinesfalls dürfen diese Geräte zur Entfernung von nicht hautärztlich diagnostizierten Naevi oder Pigmentflecken eingesetzt werden! Die rechtzeitige Diagnose und Therapie von Hautkrebserkrankungen kann durch die nicht sachkundige Entfernung verzögert oder gar verhindert werden.

Kontraindikationen

Laser dürfen nicht direkt auf die endokrinen Drüsen, Keimdrüsen (Hoden, Eierstöcke), den Unterbauch und Lendenbereich von Schwangeren gerichtet werden. Keinesfalls dürfen Muttermale, Hautkrebs und andere Tumore bestrahlt werden. Er darf nur nach Rücksprache mit dem Kardiologen bei Patienten mit Herzschrittmachern eingesetzt werden.

2.27 Manuelle Therapie

Unter dem Begriff manuelle Therapie (Synonym: Manuelle Medizin, Chirotherapie) werden alle Verfahren aufgeführt, die dem Auffinden und Behandeln von Funktionsstörungen am Haltungs- und Bewegungsapparat – und hier besonders an der Wirbelsäule und an den Extremitätengelenken – dienen. Manuelle Therapien werden, wie der Name bereits sagt, mit den Händen, also ohne technische Geräte, ausgeführt und sowohl von Ärzten, Heilpraktikern, Physiotherapeuten und Masseuren angewendet.

Bereits um 3000 v. Chr. – so geht es aus ägyptischen Überlieferungen hervor – wurden an der Wirbelsäule unter vertikalem Zug Handgriffe vorgenommen. Ähnliche Beschreibungen sind auch aus Ostindien bekannt. Auch Hippokrates nutzte manualtherapeutische Techniken, v. a. Zug- und Hebeltechniken, um Wirbelsäulenverkrümmungen zu behandeln. Im Mittelalter liefen auf Jahrmärkten Tanzbären über die Rücken von Schmerzgeplagten, um die Wirbelkörper (hoffentlich) wieder einzurenken. In der Volksheilkunde gaben „Gliedersetzer“ und „Ziehleut“ ihr Wissen über Generationen weiter.

Im 19. Jahrhundert entwickelten sich in den USA innerhalb der manuellen Medizin zwei unterschiedliche Ansätze, die Osteopathie (➤ 2.35) und Chiropraktik (➤ 2.16). Weitere therapeutische Richtungen haben sich seitdem entwickelt, z. B. die kraniosakrale Therapie (➤ 2.25) und verschiedene Arten von Massagetherapien.

2.28 Mayr-Kur

Die F. X. Mayr-Kur ist eine intensivdiätetische Maßnahme und gehört zu den traditionsreichen europäischen Naturheilverfahren.

Konzept

„Die Verdauungsorgane des Menschen sind wie das Wurzelwerk der Pflanze“ postulierte der österreichische Arzt Franz Xaver Mayr (1876–1965). Wie die Feinwurzeln der Pflanzen die Nährstoffe aus dem Erdreich aufnehmen und den Zweigen und Blättern zur Verfügung stellen, so wurzeln auch die Darmzotten im Speisebrei und übergeben die Nahrungsbestandteile dem Blut. Mayr war der Ansicht, dass die meisten Menschen an Verdauungsstörungen leiden, aber auch an unerkannten Verdauungsproblemen, da das **Verdauungssystem** der meisten Menschen **nicht** mehr **voll leistungsfähig** ist. Chronische Müdigkeit, Nervosität, vorzeitiges Altern, Kopfschmerzen sind die Folge. Ebenso können z. B. rheumatische Erkrankungen, Gallen- und Bauchspeicheldrüsenerkrankungen, arteriosklerotische Prozesse sowie Erkrankungen des Bewegungsapparats verursacht werden.

Das dreistufige, aufeinander aufbauende Behandlungskonzept umfasst Fasten, die „Milch-Semmel-Diät" und daran anschließend die „milde Ableitungsdiät".

- **Heil- oder Teefasten:** Basische Kräutertees, ergänzend basische Mineralwässer oder Basenbrühe, werden für 7–21 Tage zugeführt.
- **Milch-Semmel-Diät:** Kleine Bissen eines 3–4 Tage alten, luftgetrockneten Brötchens werden zum Frühstück und Mittagessen mindestens 40-mal gekaut und gut eingespeichelt, bis die Semmelstückchen einen süßlichen Brei ergeben. Nun wird ein kleines Löffelchen Milch – heutzutage wird anstelle von Kuhmilch (oft Unverträglichkeit) auch Pflanzenmilch, Gemüsebrühe oder Kräutertee verwendet – bei nahezu geschlossenen Lippen in die Mundhöhle eingesogen und mitgekaut. Erst nach längerem, intensivem Kauen wird der Brei hinuntergeschluckt. Abends gibt es nur Tee.
- **Milde Ableitungsdiät:** Natürliche und basenreiche Nahrungsmittel, wie z. B. Gemüse, Kartoffeln, Salate, Quark gehören für einen Zeitraum von 3–4 Wochen auf den Speiseplan. Rohkost sollte gemieden werden, da sie zu starke Gärungsprozesse verursachen kann.

Wirkungen

Nach Mayr sind die Kursemmeln Kau- und Einspeichelungstrainer, die Milch ist Entgiftungsmittel und Vitalstoffträger. Durch die Kombination von Milch mit Brot wird verhindert, dass die Milch im Magen zu einem groben Gerinnsel wird. Zudem bietet der Speisebrei eine **bessere Angriffsfläche** für **Enzyme,** er umspült die verkrusteten Dünndarmzotten und kann die Verkrustungen langsam aufbrechen, sodass die Zottenpumpe wieder frei arbeiten kann. Da in dieser Phase auch Verkrustungsrückstände mit in den Organismus gebracht werden, kann der Patient je nach Verschlackungsgrad mit Fieber reagieren. In diesem Fall sollte der Patient den Fieberschub abwarten und danach noch 3–4 Tage „weitermayrn".

Im Mittelpunkt der Diagnostik und Therapie nach Mayr stehen die Funktion und Optimierung der Darmverhältnisse. Wesentlich für das diagnostische Vorgehen nach Mayr ist das Erkennen des Gesundheitszustands an typischen Körperhaltungen und am Zustand der Haut.

Diagnostik

Bereits am Zustand der **Haut** und an der **Haltung** lässt sich erkennen, inwiefern die Verdauungsprozesse gestört sind. So wies Mayr nach, dass ein Zuviel an falscher Kost z. B. zu Falten, Hängewangen, Doppelkinn, Hängebrust und Hängebauch führen kann. Um geschädigte Verdauungsorgane zu schützen, werden nach Mayr verschiedene Haltungen – Entenhaltung, Sämannhaltung, lässige Haltung, Habachthaltung, Anlaufhaltung, Großtrommelträgerhaltung – eingenommen. Weiterhin teilte er die Güte der Haut in Quellstadien und Hautschwundgrade ein. So kann an einem „wohlen" und rundlichen Gesicht ein erstes Zeichen der Verschlackung gesehen werden. „Wir haben im Gesicht einen Spiegel, der die Reinheit des Blutes und die Güte der Funktion des Verdauungsapparates wiedergibt. Außerdem soll die gesunde Haut samtartig, zart, glatt, glänzend, stets wie frisch gewaschen sein."

Durchführung

Eine Mayr-Kur wird normalerweise für 10–20 Tage durchgeführt, sie kann jedoch variiert werden. Es ist sinnvoll, die Kur während des Urlaubs oder in einem Mayr-Sanatorium durchzuführen. Zur Unterstützung wird die **Mayr-Darmmassage** angewendet. Durch sanfte, drückende und wieder nachlassende Handbewegungen werden erschlaffte Darmabschnitte tonisiert und die Sekretion der Verdauungssäfte optimiert.

Patientensicherheit und Qualitätssicherung

Die F. X.-Mayr-Kur ist eine milde Variante des Heilfastens (➤ 2.20). Deshalb kann sie auch bei körperlich und psychisch schwächeren Patienten eingesetzt werden. Grundsätzlich sollten in den therapeutischen Überlegungen und Abläufen die gleichen Regularien, Risiken und Nebenwirkungen sowie (relative) Kontraindikationen beachtet werden wie beim Heilfasten und individuell auf Patient und Situation übertragen und angewendet werden.

Indikationen

Die **Indikationen** sind vielfältig und beschränken sich nicht allein auf Erkrankungen des Verdauungssystems, sondern werden auch im Sinne der Umstimmungstherapien angewendet.

Die F. X.-Mayr-Kur ist jedoch bevorzugt einzusetzen, wenn das strengere Heilfasten (➤ 2.20) wegen eines niedrigen Körpergewichts des Patienten bzw. eines schlechten energetischen Zustands nicht infrage kommt.

Risiken und Nebenwirkungen

Die zur Kur empfohlene Milch kann zu Unverträglichkeiten führen, v. a. bei Laktoseintoleranz, Lymphstauung oder Erkrankungen des allergischen Formenkreises. Entwickeln Patienten nach einigen Fastentagen eine Abneigung gegen Milch, können alternativ wie beim Heilfasten (➤ 2.20) Gemüsebrühen verabreicht werden.

Kontraindikationen

Bei Unverträglichkeit von oder Allergie auf Gluten oder Laktose sollten Weißmehl und Milch nicht eingesetzt werden. Alternativen sind z. B. Reis und Reiswaffeln sowie konservierungs- und zusatzstofffreie, selbst hergestellte Gemüsebrühen und Mandelmilch.

2.29 Mikrobiologische Therapie

Die Entschlüsselung des mikrobiellen Mikrobioms durch wissenschaftliche Forschungen (Human Microbiome Project) und neue Analysetechniken hat der mikrobiologischen Therapie zu einem ganz neuen Stellenwert in der Medizin verholfen. In diesem Zusammenhang wird formuliert, dass Störungen in der Zusammensetzung des intestinalen Mikrobioms und eine durchlässige Darmbarriere (sog. Leaky-Gut-Syndrom) verschiedene intestinale und extraintestinale Erkrankungen mit verursachen können. In der Naturheilkunde ist die Erkenntnis, dass der Ursprung vieler Erkrankungen im Darm liegt, allerdings nichts Neues.

Eine hohe Diversität (Vielfalt) von Bakterien im Darm gilt als vorteilhaft für eine gesunde, stabile Mikrobiota. Die Dysbiose, eine durch Fehlbesiedlung veränderte Mikrobiota, steht im Zusammenhang mit einer reduzierten Diversität. Die mikrobiologische Therapie umfasst die orale oder parenterale Gabe von Mikroorganismen, deren Bestandteilen oder Stoffwechselprodukten zu therapeutischen Zwecken. Mit der Erforschung des Mikrobioms haben ganz neue Therapien Einzug in die Kliniken gehalten, wie etwa die Stuhltransplantation (Fäkaltransplantation) zur Therapie von chronischen Clostridium-difficile-Infektionen.

Konzept und Wirkungen

Auf der Haut und auf den Schleimhäuten in Nase, Mund, Hals, Dünn- und Dickdarm siedeln Milliarden physiologische Mikroorganismen, eine weitaus größere Anzahl als der Mensch Zellen hat. Allein im Darm, dem Organ mit der größten Oberfläche (etwa 300 m^2), nisten an der inneren Darmschleimhaut Hunderte verschiedene Arten von Bakterien und Keimen und bilden die Mikrobiota, synonym für **Darmflora.** Im Darm beherbergt der Mensch etwa 1,5 kg Biomasse, deren Großteil Bakterien bilden. Sie leben mit dem Organismus in **Symbiose** und gewährleisten den physiologischen Ablauf der vielfältigen Stoffwechselvorgänge sowie ein intaktes Immunsystem. Wird diese Symbiose langfristig gestört, entwickelt sich eine sog. **Dysbiose,** eine Fehlbesiedelung der Mikrobiota.

Das Ökosystem im Darm wird mittlerweile als ein Teil des Stoffwechselsystems gesehen bzw. als ein eigenständiges Organ. Das intestinale Mikrobiom besitzt metabolische, immunologische, infektiologische und neurologische Einflussfaktoren auf die Pathophysiologie verschiedenster Erkrankungen.

Störungen der Darmflora

Es gibt viele Faktoren, welche die intestinale Mikrobiota (Darmflora) schädigen können:

- **Infektionen des Darmtrakts:** z. B. Pilze, Streptokokken, Staphylokokken, Würmer, Typhus, Paratyphus, Amöben führen zu massiven Beeinträchtigungen der intakten Mikrobiota.
- **Ernährung:** Eine eiweiß- und fettreiche Ernährung fördert das Wachstum von Fäulnisbakterien und behindert die nützlichen Milchsäurebakterien. Durch Gärung werden Toxine gebildet, die die Darmwand durchdringen und in den Organismus aufgenommen werden. Aus Sicht der Naturheilkunde ist eine lang andauernde Fehlernährung der Ursprung zahlreicher chronischer Erkrankungen. Zuckerhaltige Nahrungsmittel bieten (pathologischen) Hefepilzen lebenswichtige Nährstoffe. Andererseits ist es möglich, durch Ernährungstherapie (➤ 2.19), wie etwa durch ballaststoffreiche Ernährung, Heilfasten oder der FODMAP-reduzierten Diät, die intestinale Mikrobiota positiv zu modulieren.
- **Medikamente:** Antibiotika, Glukokortikoide, die „Pille" und andere Medikamente schädigen die Darmflora, indem sie die physiologisch vorhandenen Mikroorganismen in ihrer Vielfalt (Diversität) reduzieren oder vernichten und es somit fremden Keimen und Pilzen ermöglichen, sich ungehemmt in den Nischen zu vermehren. Die Auswirkungen von Antibiotika auf das Ökosystem im Darm sind weitaus nachhaltiger als bislang angenommen und werden mit verschiedensten Störungen in Verbindung gebracht. Gravierende Veränderungen treten weiterhin nach Chemotherapie und Strahlentherapie auf. Eine mikrobiologische Therapie zur Regeneration der intestinalen Mikrobiotika ist Basisbehandlung der Naturheilkunde.
- **Umweltschadstoffe:** Beispielsweise wirken Blei und Kadmium wachstumshemmend auf die bakterielle Besiedelung des Darms.
- **Funktionelle Störungen des Verdauungstrakts:** Durch einen Mangel an Magensäure, Galle- oder Pankreasenzymen wird das Nährstoffangebot für die Mikroorganismen verändert. Bestimmte Keimgruppen werden begünstigt, während andere geschädigt werden.
- **Abwehrschwäche:** Durch Abwehrschwächen werden weniger Abwehrstoffe auf die Schleimhaut abgegeben und somit die intakte Zusammensetzung der Mikroflora gestört. Auch Dauerstress gilt als eine Ursache für eine Störung der Mikrobiota.

Dysbiose

Eine Dysbiose liegt vor, wenn das Mengenverhältnis zwischen den unterschiedlichen Arten der Mikroorganismen, die den Darm besiedeln, gestört ist, die nützlichen Darmkeime geschädigt sind und sich weniger nützliche Keime unverhältnismäßig ausbreiten können.

Folgende **Symptome** können auf eine Dysbiose hinweisen: Blähungen, Durchfall, Verstopfung, ausgeprägte Magen-Darm-Störungen, Völlegefühl, Reizdarmsyndrom, Unverträglichkeit von Nahrungsmitteln, Müdigkeit und Kopfschmerzen. Die Folgen einer Dysbiose bleiben jedoch nicht nur auf den Verdauungstrakt beschränkt. Da die Fremdkeime toxische Stoffwechselprodukte ausscheiden können, kann die Entwicklung anderer systemischer Erkrankungen begünstigt werden, wie auch das Immunsystem durch pathogene Keime beeinträchtigt werden kann, da es alle Reserven aufbieten muss, um die Erreger abzuwehren.

Durchführung

Ziel der mikrobiologischen Therapie ist die Wiederherstellung des mikroökologischen Gleichgewichts im Darm sowie die Modulation des körpereigenen Abwehrsystems über das Mukosa-Immunsystem in der Darmschleimhaut. Die Basis stellen medizinische Probiotika aus E. coli und Enterokokken dar. Probiotika sind lebende Mikroorganismen, die dem Wirtsorganismus einen gesundheitlichen Nutzen bringen, wenn sie in ausreichender Menge verabreicht werden. Während Arzneimittel-Probiotika ein breites Spektrum an mikroökologischen und immunologischen Wirkungen haben, wirken Präparate mit abgetöteten Keimen oder deren Zellwandbestandteilen v. a. durch die Stimulation des spezifischen und/ oder des unspezifischen Immunsystems.

Es werden immer mehr Prä-und Probiotika angeboten, die keinen Arzneimittelstatus haben.

Die eingesetzten Präparate unterscheiden sich hinsichtlich ihrer Wirkmechanismen, mikrobiologischen Inhaltsstoffe und pharmazeutischen Galenik:

- Präparate mit Stoffwechselprodukten von Bakterien, Zellbestandteilen zur Immunmodulation: z. B. Pro-Symbioflor®, Colibiogen® oral
- Präparate mit vermehrungsfähigen physiologischen Keimen zur Immunmodulation **und** Wiederherstellung einer normalen Flora: z. B. Paidoflor®, Mutaflor®-Suspension und Mutaflor® und Mutaflor® mite, Omniflora®
- Präparate mit lebensfähigen Keimen, die nicht zur physiologischen Flora gehören, aber apathogen sind und aufgrund ihrer Eigenschaften (z. B. Toxinbindung) therapeutisch eingesetzt werden können: z. B. Yomogi®, Perenterol®
- abgetötete, nichtpathogene Keime: z. B. Lacteol®
- abgetötete, lysierte oder attenuierte Infektionskeime, sog. Vakzine-Präparate, z. B. Uro Vaxom® (verschreibungspflichtig)
- Mischung zwischen abgetöteten und lebensfähigen Keimen: z. B. Symbioflor® 1 und 2
- Probiotika als Nahrungsergänzung, z.T. Kombinationen aus verschiedenen Bakterienstämmen: z. B. Darmflora plus select, probiotik® pur

Die Durchführung einer mikrobiologischen Therapie ist je nach Präparat und Hersteller unterschiedlich. Es gelten jedoch folgende Regeln:

- Eine Dysbiose sollte nur auf Grundlage einer **Stuhluntersuchung** diagnostiziert und durch gezielt ausgesuchte mikrobiologische Präparate behandelt werden.
- Die Auswahl eines Präparates sollte sich nach der Reaktionslage des Patienten richten: Bei Allergikern sind zunächst schwächere Immunogene empfehlenswert, bei Infektanfälligkeit sind stärkere Antigene sinnvoll.
- Bei überschießenden Reaktionen kann die Dosis vermindert oder auf schwächere Immunogene umgestellt werden.
- Bei der Auswahl der Präparate werden auch weitere therapeutische Inhaltsstoffe (z. B. Vitamine, Spurenelemente) beachtet.

Patientensicherheit und Qualitätssicherung

- Kontraindikationen abklären, Patienten aufklären, Einwilligung einholen.
- Zahlreiche mikrobiologische Präparate sind nicht als Arzneimittel zugelassen, sondern werden als Nahrungsergänzungsmittel (NEM) angeboten. Somit gibt es keinen Wirksamkeitsnachweis, und es dürfen keine Wirkungen und Anwendungsbereiche in der Gebrauchsinformation stehen. Besondere Aufmerksamkeit ist gefordert bei der Verordnung von NEM oder im Off-Label-Use bei Kindern, Schwangeren und Stillenden. Darüber ist besonders aufzuklären. Die Haftung liegt im Schadensfall bei Ihnen.
- Wesentliche Informationen zu Untersuchung, Aufklärung, Behandlung und Ablauf dokumentieren (Patientenrechtegesetz, Qualitätssicherung).

Indikationen

Die Indikationsliste ist sehr lang und umfasst nahezu alle in der Heilpraktikerpraxis üblicherweise zu behandelnden chronischen Erkrankungen. Hauptanwendungsgebiete für eine mikrobiologische Therapie sind:

- Darmerkrankungen wie Diarrhö, Reizdarmsyndrom, chronisch-entzündliche Darmerkrankungen
- rezidivierende Infekte bei Kindern und Erwachsenen
- chronische Infektionen, besonders des Respirations- und des Urogenitaltrakts
- vorangegangene Behandlung mit Antibiotika, Glukokortikoiden, Immunsuppressiva, Chemotherapie oder Strahlentherapie
- Hautleiden, z. B. Ekzeme, Neurodermitis, Akne
- Allergien und Nahrungsmittelunverträglichkeiten
- Mykosen
- Zahnfleischentzündungen, Parodontopathien (Vorsicht! Zahnheilkundegesetz!)
- Bei Kindern hat sich die mikrobiologische Therapie v. a. bei häufig wiederkehrenden Infekten des Atem- und Verdauungstraktes bewährt.

Risiken und Nebenwirkungen

Oral verabreichte mikrobiologische Präparate werden in der Regel problemlos vertragen. Über leichte Befindlichkeitsstörungen hinausgehende Beschwerden (zuweilen massive Blähungen) sind sehr selten.

Bei einer parenteralen Verabreichung kann es zu einer allergischen Reaktion kommen, im Extremfall zum anaphylaktischen Schock.

Kontraindikationen

Als Kontraindikationen gelten: Vorliegen eines extrem supprimierten Immunsystems, Kachexie in Folge fortgeschrittener Tumorleiden.

Beim Einsatz von Probiotika mit „Lebendkeimen" sind besondere Kontraindikationen zu beachten. Diese gelten jedoch nicht für Therapeutika mit Stoffwechselprodukten von Keimen oder Lysaten aus Keimen bzw. können dann andere Kontraindikationen bestehen. Hier ist für jedes Produkt die Fachinformation zu beachten.

Parenteral (z. B. als Injektion) dürfen mikrobiologische Präparate nicht gegeben werden bei Fieber unklarer Ursache, konsumierenden Erkrankungen (z. B. Tuberkulose, Leukämie, Aids) und Schwangerschaft (Gefahr einer allergischen Reaktion).

2.30 Moxibustion

Die Moxibustion (jap. mogusa bzw. chin. kao = Brennkranz), eine aus den kälteren, im Norden gelegenen Bergregionen Chinas stammende Therapie, dient der Behandlung von energetischen Leere- und Kälte-Zuständen, indem Akupunkturpunkte mit glimmendem Beifußkraut *(Artemisia vulgaris)* erwärmt werden. Das Beifußkraut brennt langsam und gleichmäßig und erzeugt eine milde und zugleich tief eindringende Wärme.

Konzept und Durchführung

Beifußkraut wird in Form von Zigarren, Kegeln, Hütchen oder als offenes Kraut angeboten. In China wird v. a. die **direkte Moxibustion** angewendet, d. h. die Moxakegel werden direkt auf die Akupunkturpunkte aufgesetzt und abgebrannt. Die Gefahr der Blasen- und Narbenbildung ist jedoch relativ groß. Aus diesem Grund wird die **indirekte** Form der **Moxibustion** bevorzugt.

Wirkungen

Die von außen zugeführte Wärme vertreibt nach Vorstellungen der TCM (➤ 2.45) Nässe und Kälte. Die Moxibustion fördert auch den **Blut-** und **Qi-Fluss.** Mithilfe der Moxibustion kann ebenfalls das schwindende Yang gestärkt werden. Ein starkes Yang kräftigt die Abwehrenergie (wei qi) und verhindert, dass pathogene Störfaktoren (z. B. Kälte, Nässe, Wind) von außen eindringen können.

Nach **westlicher Vorstellung** verbessert die Moxibustion die Gewebedurchblutung, sie regt über die Head-Zonen die Organfunktionen an, stärkt die Immunabwehr und wirkt vegetativ ausgleichend.

Durchführung

Folgende Anwendungsmöglichkeiten der **indirekten Moxibustion** werden angewendet:

- **Moxazigarre:** Die glühende Zigarre wird etwa 1–2 cm über der Haut gehalten. Je nach Reaktion des Patienten kann man den Abstand verringern oder vergrößern. In der Regel werden die Punkte so lange behandelt, bis eine Rötung der Haut auftritt oder der Patient intensive Wärme empfindet. Verbrennungen sind unbedingt zu vermeiden.
- **Moxanadel:** Kleine Moxarollen werden oben auf dem Griff einer stählernen Akupunkturnadel befestigt und abgebrannt. Die Wärme wird über die Nadel in das Innere des Körpers geleitet.
- **Moxakegel mit „Zwischenlage":** Bei der indirekten Moxibustion wird z. B. Salz, Knoblauch oder Ingwer auf die Haut unter den Moxa-Kegel gelegt. Dadurch wird eine Blasenbildung vermieden sowie die spezifische Wirkung der Substanz genutzt. So wirkt z. B. Ingwer stark wärmend.
- **Moxakasten:** In einem Holz- oder Metallkästchen mit siebartigem Boden wird in einem Abstand von ca. 5 cm über der Haut Moxakraut abgebrannt. Diese Methode eignet sich für die großflächige Wärmebehandlung im Bauch- oder Lendenbereich.

Sobald ein Hitzegefühl besteht, wird das Moxa entfernt.

Patientensicherheit und Qualitätssicherung

- Kontraindikationen abklären, Patienten aufklären, Einwilligung einholen.
- Materialien verwenden, die dem deutschen Medizinprodukterecht und EU-Normen entsprechen, also z. B. ein CE-Kennzeichen besitzen, steril verpackt und mit Verfallsdatum ausgestattet sind.
- Werden Moxanadeln verwendet, handelt es sich um ein invasives Verfahren. Da ein gesteigertes Infektionsrisiko besteht, ist auf hygienisches Arbeiten und Einhaltung aller geltenden Richtlinien zu achten (Akupunktur ➤ 2.4).
- Blutdruck und Puls vor und nach der Behandlung messen und vergleichen.
- Der Behandlungsraum muss gut gelüftet werden können, Alarmauslösung durch Rauchmelder beachten.
- Wesentliche Informationen zu Untersuchung, Aufklärung, Behandlung und Ablauf dokumentieren (Patientenrechtegesetz, Qualitätssicherung).

Indikationen

Durch das Erwärmen der Akupunkturpunkte wird dem Körper Energie in Form von Wärme zugeführt. Moxibustion soll also bei Leere und Schwäche der Yang-Energie eingesetzt werden, d. h. bei Erkrankungen, die mit Kältegefühl und einem langsamen, schwachen Puls einhergehen. Ebenso werden durch Kälte verursachte Krankheiten der Yin-Meridiane sowie chronische Erkrankungen wie z. B. Durchfall, Asthma, chronische Bronchitis oder Ödeme, die mit einem Yang-Mangel einhergehen, durch die Brenntherapie positiv beeinflusst. Auch Zustände, die durch einen Yin-Überschuss und gleichzeitigen Mangel an Yang gekennzeichnet sind, wie z. B. Schwächezustände, depressive Verstimmungen, Erschöpfungszustände, Hypotonie und Durchblutungsstörungen, sprechen gut auf eine Moxa-Behandlung an.

Die Behandlung von Kindern muss besonders überprüft und mit den Eltern sowie mit dem (einsichtsfähigen) Kind im Aufklärungsgespräch abgewogen werden.

Risiken und Nebenwirkungen

Bei falscher Indikation können sich Schmerzen und Symptome verschlimmern. Dies ist nicht grundsätzlich als Heilreaktion zu werten.

Bei unsachgemäßem Gebrauch kann es zu Verbrennungen (Rötung, Brandblase mit Narbenbildung) kommen. Wie bei jeder Verbrennung entstehen Rückstände und (Fein-)Stäube, die mit dem Passivrauchen oder Holzkohlegrillen verglichen, aufgrund der verhältnismäßig kurzen Expositionszeit jedoch vernachlässigt werden können.

Kontraindikationen

Moxibustion ist kontraindiziert bei Hitzesyndromen (nach TCM ➤ 2.45), Fieber, Infektionskrankheiten, akuten Entzündungen, Blutungen und während der Menstruation.

In der Schwangerschaft (ggf. Wehenauslösung) und bei Hypertonie ist die Behandlung nur mit Einschränkung angezeigt.

Im Gesicht, Kopfbereich, direkt über Wunden, inneren Organen, Knochen, Blutgefäßen und Krampfadern sowie in der Nähe von Schleimhäuten darf keine Moxabehandlung durchgeführt werden.

Vorsichtig ist geboten bei Sensibilitätsstörungen, z. B. diabetischer Polyneuropathie: Wird die Hitze nicht richtig wahrgenommen, kann es leicht zu Verbrennungen kommen.

2.31 Neuraltherapie

Durch die erfolgreiche Behandlung mit Novocain, einem lokalen Anästhetikum, legte Ferdinand Huneke 1925 den Grundstein zur Entwicklung der Neuraltherapie. Er befreite seine Schwester von ihrer schweren, seit Jahren bestehenden Migräne. Ferdinand Huneke und sein Bruder Walter Huneke führten weitere Versuche durch und injizierten Novocain zunächst intravenös, später paravenös an Venengeflechte.

Da auch die paravenöse Gabe denselben Effekt hatte, vermutete Huneke, dass die Wirkung nicht über den Blutweg, sondern über das vegetative Nervensystem zustande gekommen war. In ein Schmerzgebiet vorgenommene Injektionen, die andere Erkrankungen besserten, bestätigten diese Vermutung. Das so ausgelöste **Sekundenphänomen,** d. h. die augenblickliche Beseitigung von Schmerzzuständen, begründete die **Störfelddiagnostik** und **-therapie.**

Konzept

Die Neuraltherapie geht davon aus, dass chronische Beschwerden durch fernliegende Störfelder verursacht und in Gang gehalten werden. Dabei kann jede Stelle und jedes Organ im Organismus, das pathologisch verändert ist oder war, zum Störfeld werden. Häufige Störfelder finden sich im Zahn-Kieferbereich, an den Tonsillen oder in Narbengebieten.

Wirkungen

Als **Lokalanästhetika** werden in der Heilpraktikerpraxis aufgrund der Verschreibungspflicht höherer Konzentrationen nur 1-prozentiges oder 2-prozentiges Procain oder Lidocain zur intrakutanen Injektion (Quaddelung) eingesetzt. Unabhängig von der pharmakologischen Wirkung des Lokalanästhetikums werden durch die Neuraltherapie auch **lokale** und **übergeordnete Regelkreise** angesprochen. So werden durch die Head-Zonen der Haut und ihre Beziehung zu den Rückenmarksegmenten das vegetative und willkürliche Nervensystem sowie über die kutiviszeralen Reflexbögen innerer Organe die zugehörigen Segmentzonen beeinflusst und umgekehrt.

MERKE

Sollen tiefere Injektionsarten als die intrakutane Quaddelung vorgenommen werden oder ist der Patient allergisch gegen die Lokalanästhetika, können alternativ verschiedene homöopathische Präparate verwendet werden, die zur intrakutanen Injektion geeignet sind.

Da durch ein Störfeld eine Dauerstresssitution entsteht, die die Regelkreise fortwährend belastet, ist die vegetative, motorische und sensible Reizleitung gestört. Die bestehende lokale „Regulationsstarre" wird mithilfe der Lokalanästhetika durchbrochen. Somit erhält der die Krankheit unterhaltende **Focus** (Herd) wieder Anschluss an das gesamtkörperliche Geschehen.

Über die Schmerzausschaltung hinaus wirkt die Neuraltherapie u. a. kapillarabdichtend, gefäßerweiternd, krampflösend und antientzündlich.

Durchführung

Es können unterschiedliche Anwendungsformen der Neuraltherapie unterschieden werden:

- **Lokaltherapie:** Direkte Injektion in gestörte Gewebestrukturen, wie z. B. Muskelansätze, Gelosen, Wundränder, Triggerpunkte. Bessern sich die Beschwerden nicht, kann segmenttherapeutisch gearbeitet werden.
- **Ganglien oder Nervenstammanästhesie:** Linderung von Schmerzzuständen im Versorgungsbereich der Nerven
- **Störfeldsuche und -behandlung:** Ein Störfeld kann auch außerhalb der segmentalen Zuordnung liegen. Die therapeutischen Injektionen sollten möglichst direkt in das Irritationszentrum erfolgen. Dabei sollte ein sog. Sekundenphänomen, das auch als **Huneke-Phänomen** bezeichnet wird, ausgelöst werden, eine unmittelbare und mindestens 16 Stunden anhaltende Heilung der Beschwerden. Mögliche Störfelder sollen früher zu 50 % im Kopfbereich lokalisiert gewesen sein, heutzutage stehen Belastungen im Darmbereich im Vordergrund.

Patientensicherheit und Qualitätssicherung

- Kontraindikationen abklären, Patienten aufklären, Einwilligung einholen.
- Heilpraktiker dürfen Lokalanästhetika (Procain, Lidocain) nur intrakutan injizieren (quaddeln).
- Bei der Verwendung von Procain liegt die Maximaldosis pro Behandlung bei 5 ml der 2-prozentigen Lösung – dies ist abhängig von Geschlecht, Gewicht und Gesamtverfassung des Patienten.
- Um das Allergierisiko durch Procain zu minimieren, sollten (trotz höherer Kosten) ausschließlich Ampullenpräparate eingesetzt werden, da diese im Unterschied zu Stechflaschen kein Konservierungsmittel enthalten. Außerdem wird eine mikrobiologische Belastung durch die Mehrfach-Entnahme des Medikamentes vermieden.
- Aufgrund der potenziellen Gefahr einer anaphylaktischen Reaktion auf das Lokalanästhetikum muss der Behandler eine Probeinjektion zur Allergietestung vornehmen und die entsprechenden notfalltherapeutischen Maßnahmen (Notfall-Kit) sicher beherrschen.
- Patienten nach jeder neuraltherapeutischen Behandlung fragen, ob im Nachhinein Juckreiz aufgetreten ist (Hinweis auf allergische Reaktion, Gefahr: Anaphylaxie).
- Die Neuraltherapie ist ein invasives Verfahren. Da ein gesteigertes Infektionsrisiko besteht, ist – auch zum Eigenschutz – auf hygienisches Arbeiten und Einhaltung aller geltenden Richtlinien zu achten.
- Die verwendeten Einmalartikel müssen gemäß MPG ein CE-Kennzeichen haben und steril verpackt sein, das Verfallsdatum darf nicht überschritten sein.
- Nach Gebrauch sind die Kanülen unverzüglich in dafür zugelassene Behälter (Entsorgungsbehälter für Sharps), ohne Zwischenlagerung und ohne die Gefahr einer Nadelstichverletzung zu entsorgen.
- Wesentliche Informationen zu Untersuchung, Aufklärung, Behandlung und Ablauf dokumentieren (Patientenrechtegesetz, Qualitätssicherung).

Indikationen

Die Neuraltherapie wird besonders zur Behandlung von Herd- und Schmerzgeschehen orthopädischer und rheumatischer Genese, bei Neuralgien, Allergien, psychovegetativen Krankheitsbildern sowie allen Formen des Kopfschmerzes und Durchblutungsstörungen eingesetzt. Als weitere Indikationen können genannt werden:

- **akute Beschwerden** wie z. B. Ischialgien, Kniebeschwerden, Gallenkoliken, Apoplex, Trigeminusneuralgie
- **chronische Beschwerden** wie z. B. Asthma bronchiale, Rheuma, Migräne, Menstruationsbeschwerden
- **Diagnostik** funktioneller Beschwerden und differenzialdiagnostische Abklärung einer Schmerzursache
- **Rehabilitation** bei Schwächezuständen und Restbeschwerden nach Infektionen, Traumen oder OP
- **Störfeldbehandlung** und **Narbensanierung**

Risiken und Nebenwirkungen

Bei Verwendung von alternativen Präparaten können durch den Wegfall der Anästhesie die Injektion schmerzhaft werden und schmerzinduzierte, vegetative Sensationen (Schwitzen, schnellere Atmung und Puls, Gesichtsröte und -blässe) entstehen. Cave: DD Anaphylaxie!

Allergien gegen Procain treten selten auf, sofern reines Procain ohne Konservierungsstoffe oder Beifügung anderer Arzneimittel verwendet wird.

Sowohl Procain als auch Lidocain wirken parasympathikoton, d. h. sie senken Blutdruck und Herzfrequenz. Weitere Nebenwirkungen der Lokalanästhetika sind dem Beipackzettel des von Ihnen verwendeten Präparates zu entnehmen. Das gilt auch für procainfreie Alternativprodukte.

Die Entwicklung einer Anaphylaxie ist möglich.

Kontraindikationen

Bei Allergien (v. a. gegen das Lokalanästhetikum), Infektionskrankheiten und immunologischen Erkrankungen darf keine Neuraltherapie vorgenommen werden.

Alle Gerinnungsstörungen und jede Antikoagulanzientherapie stellen eine relative KI dar – intra- und subkutane Injektionen sind meist relativ unproblematisch und leicht zu kontrollieren, tiefere Injektionen sind kontraindiziert.

Bei schwerem Diabetes mellitus (diabetische Mikroangiopathie, Infektanfälligkeit) besteht bei einer Quaddelbehandlung die Gefahr von Ulzerationen.

2.32 Ohrakupunktur

Die Ohrakupunktur gilt als sog. Reflexzonentherapie, die durch Stimulierung sensibler Punkte gezielt andere Körperregionen beeinflusst. Bereits 2000 Jahre alte chinesische Schriftstücke beschreiben einen reflektorischen Zusammenhang zwischen der Ohrmuschel und einzelnen Körperregionen. Im alten Ägypten wurden zur Empfängnisverhütung bestimmte Punkte im Ohr gestochen. Auch zwischen dem 17. und 19. Jahrhundert gab es immer wieder Berichte über Heilungen, die durch eine Behandlung über das Ohr erzielt wurden.

Konzept

Die Ohrakupunktur lässt sich als sog. Reflexzonentherapie (➤ 2.38) der klassischen Akupunktur (➤ 2.4) nicht ohne weiteres zuordnen. Der französische Arzt Paul Nogier hat die auch als **„Aurico-lo-Therapie“** bezeichnete diagnostische und therapeutische Methode entwickelt und 1956 auf einem Akupunktur-Kongress erstmals vorgestellt. Er berichtete, 1951 habe er in seiner Lyoner Praxis Patienten mit seltsamen Narben im Ohr behandelt. Sie gaben an, dass diese Narben auf Brandwunden zurückzuführen seien, die man ihnen an diesen Stellen zugefügt habe, um Ischialgien zu heilen. Nogier begann sich mit der „Reflexzone Ohr“ zu beschäftigen und entdeckte, dass die Widerspiegelung des Körpers im Ohr einem Embryo in Kopflage) gleicht. Im Bestreben dieses Phänomen zu erklären, wies er reflektorische Beziehungen zwischen Ohr und Körper nach. Mit der Entdeckung der Korrespondenz von Anthelix und Wirbelsäule legte er den Grundstein für ein neues Behandlungskonzept.

Wirkungen

Die Ohrmuschel wird von den drei großen Nerven durchzogen – dem Trigeminusnerv, dem Vagusnerv und dem Plexus cervicalis supervicalis. Die Kerne dieser Nerven liegen im verlängerten Rückenmark und sind mit der dort befindlichen **Formatio reticularis** verknüpft. Die Formatio reticularis ist die entscheidende **Schaltstelle** zwischen dem **Gehirn** und dem **Körper.** Die Wirkungen der Ohrakupunktur sind noch nicht hinreichend geklärt. Es wird angenommen, dass durch Reizung der Ohrmuschel Signale auf extrem kurzem Weg über die Formatio reticularis zum Gehirn oder zum Erfolgsorgan im Körper weitergeleitet werden. Andere Erklärungsmodelle gehen davon aus, dass neben den Blutgefäßen, Lymphbahnen und Nerven ein unsichtbares, energetisches System im Körper besteht, auf das die Ohrakupunktur stabilisierend einwirkt.

Durchführung

Ohrakupunkturpunkte lassen sich mithilfe eines Suchgeräts nur dann auffinden, wenn eine Irritation oder eine Funktionsstörung vorliegt, während Körperakupunkturpunkte aufgrund ihres verminderten Hautwiderstands jederzeit zu lokalisieren sind. Eine Möglichkeit, Ohrakupunkturpunkte aufzufinden, wurde von Nogier 1968 entwickelt. Mithilfe des **aurikulokardialen Reflexes** (RAC) können anhand des veränderten Radialispulses irritierte Ohrpunkte diagnostiziert werden.

Die in der Ohrmuschel lokalisierten Punkte haben bis auf wenige Ausnahmen einen Durchmesser von 0,2–1 mm. In der Regel erfolgt die Behandlung über das Ohr der dominanten Hirnhälfte (kontralateral), d. h. bei Rechtshändern wird vornehmlich das linke Ohr therapiert und umgekehrt. Einseitige körperliche Beschwerden werden homolateral behandelt, d. h. das rechte Knie über die Projektionszone der rechten Ohrmuschel. Pro Sitzung werden im Allgemeinen 1–4 sterile Einmalnadeln gesetzt; die verwendeten Nadeln sind dünn und kurz. Die Nadel wird senkrecht oder in einem Winkel von 20° 1–2 mm tief gestochen. In der Suchtbehandlung, z. B. in der Raucherentwöhnung, werden häufig Dauernadeln oder Druckpflaster mit Samenkörnern angebracht, die für mehrere Tage an bestimmten Ohrpunkten verbleiben.

Die Ohrakupunktur bietet gegenüber der Körperakupunktur einige Vorteile: Der Patient muss sich nicht entkleiden, und auch Körperregionen, die z. B. aufgrund von Verletzungen nicht lokal behandelt werden können, lassen sich über die Reflexpunkte am Ohr beeinflussen.

Patientensicherheit und Qualitätssicherung

- Kontraindikationen abklären, Patienten aufklären, Einwilligung einholen.
- Die Behandlung sollte im Liegen erfolgen, zur besseren Entspannung und wegen der möglichen Nebenwirkung eines Nadelkollapses (Regularien zur Praxisliege beachten!).
- Blutdruck und Puls vor und nach der Behandlung messen und vergleichen.
- Die Ohrakupunktur ist ein invasives Verfahren. Da ein gesteigertes Infektionsrisiko besteht, ist auf hygienisches Arbeiten und Einhaltung aller geltenden Richtlinien zu achten.
- Mehrfach verwendete Akupunkturnadeln (z. B. aus Silber oder Gold) müssen unter Anwendung aller geltenden Hygienerichtlinien aufbereitet werden. Medizinprodukterecht: Die Einmal-Nadeln haben ein CE-Kennzeichen, sind steril verpackt, das Verfallsdatum ist nicht überschritten; ein elektrisches Punktsuchgerät muss ein CE-Kennzeichen haben und im Gerätebuch und Bestandsverzeichnis aufgeführt sein.
- Hygienerichtlinien im Hinblick auf z. B. Papierschutz auf der Liege, hygienische Händedesinfektion, Hautdesinfektion der Einstichstellen, Peel-off-Technik bei der Nadelentnahme einhalten.
- Die Nadeln werden beim Einstechen und Herausnehmen gezählt, damit keine herausgefallene Nadel Schaden anrichtet.
- Abfallentsorgung: Gebrauchte Nadeln sind unverzüglich in dafür zugelassene Behälter (Entsorgungsbehälter für Sharps), ohne Zwischenlagerung und ohne die Gefahr einer Nadelstichverletzung zu entsorgen.
- Einstiche hygienegerecht versorgen und Abfall hygienegerecht entsorgen.
- Patienten nach seinem Befinden fragen, er sollte im Anschluss noch ruhen.
- Wesentliche Informationen zu Untersuchung, Aufklärung, Behandlung und Ablauf dokumentieren (Patientenrechtegesetz, Qualitätssicherung).

Indikationen

Häufige Anwendungsgebiete der Ohrakupunktur sind **Schmerzen,** z. B. bei Erkrankungen des **Bewegungsapparats,** Neuralgien, Myalgien, Kopfschmerzen, Lumboischialgien, akute Traumen sowie rheumatische Beschwerden. Bewährte Indikationen sind außerdem vegetative Störungen. Atemwegs- und Herz-Kreislauferkrankungen, Hautkrankheiten, gastrointestinale und urogenitale Erkrankungen, allergische und hormonelle Erkrankungen, Stoffwechselerkrankungen sowie vegetative Störungen und psychische Befindlichkeitsstörungen.

Auch in der unterstützenden Behandlung von **Suchtproblemen** wie Nikotinabhängigkeit hat sich die Ohrakupunktur bewährt.

Risiken und Nebenwirkungen

Bei empfindlichen Personen kann es zum Nadelkollaps (Synkope) kommen.

Bei Dauernadeln können lokale Entzündungen auftreten, um dies zu vermeiden ggf. prophylaktisch lokal antiphlogistische Salbe oder Lösung anwenden. Selten tritt eine (Peri-)Chondritis des Ohrknorpels auf, in schwereren Fällen ist eine Antibiotikabehandlung durch den Arzt notwendig; eine weitere Ohrakupunktur ist bis zur völligen Abheilung kontraindiziert.

Die gleichzeitige Einnahme von Glukokortikoiden, Immunsuppressiva oder Antibiotika unter Ohrakupunktur-Behandlung kann zur zeitweisen Verschlechterung führen. Dennoch kann die Ohrakupunktur sinnvoll sein, erfordert jedoch Erfahrung des Therapeuten.

Kontraindikationen

- **Absolute Kontraindikationen:** Entzündungen, Narben oder Verletzungen der Ohren, überstarke Druckempfindlichkeit der Ohrareale, akute lebensbedrohliche Erkrankungen und Infektionskrankheiten. Aufgrund der Infektionsgefahr sind Dauernadeln bei Diabetikern und immunsupprimierten Patienten kontraindiziert.
- **Relative Kontraindikationen:** Schwangerschaft (dynamisierende, hormonelle Punkte sind kontraindiziert, stabilisierende Punkte hingegen sinnvoll), Infektionskrankheiten (außerhalb des IfSG).

2.33 Ordnungstherapie

Die Forderung nach einer gesunden und bewussten Lebensweise wird in der Naturheilkunde als **Ordnungstherapie,** neuerdings auch als Mind-Body-Medizin oder Lebensstilmedizin bezeichnet. Sie ist Bestandteil nahezu aller Gesundheitssysteme.

Konzept

Bereits Hippokrates (460–370 v. Chr.) sprach von einer „Diata" im Sinne einer alle Lebensbereiche umfassenden bewussten Lebensführung. Bei Sebastian Kneipp (1821–1897) ist die Ordnungstherapie eine der fünf Säulen seines Therapiesystems. Im 20. Jahrhundert setzte sich besonders der Schweizer Arzt Max Bircher-Benner (1867–1939) dafür ein, dass Empfehlungen zur Lebensführung – die aktive Mitarbeit des Patienten vorausgesetzt – **die Basis jeder naturheilkundlichen Therapie** bilden.

Aktive Lebensgestaltung

Nach Kneipp schaffen eine bewusste Lebensführung und ein natürlicher Lebensrhythmus, der den **Wechsel von Aktivität und Entspannung** achtet, die besten Voraussetzungen für Gesundheit und Wohlbefinden. Dies schließt die harmonische Einordnung und das bewusste Miterleben in die von der Natur vorgegebenen Rhythmen (Tagesverlauf, Jahreszeiten) ein.

Einordnung in naturgegebene Rhythmen

Die Ordnungstherapie gewinnt in der heutigen Zeit eine größere Bedeutung, da sich der Mensch durch die modernen Lebensformen immer weiter von den **natürlichen Rhythmen** entfernt. So werden z. B. durch künstliche Beleuchtung und Klimaanlagen, Nachtarbeit, durch den schnellen Wechsel von Zeitzonen oder die hormonelle Manipulation des Menstruationsrhythmus die innere biologische Uhr und seine Verbindung mit übergeordneten und umfassenden Lebensgesetzen gestört. Zudem fördern übermäßiger Stress, emotionale Konflikte sowie die permanente Reizüberflutung durch Lärm, Fernsehen, Computer eine Ausrichtung auf eine nach außen gerichtete Aktivität, während die physiologisch notwendige Entspannung, der Rückzug von der lärmenden Welt, das nach Innen-Gehen vernachlässigt werden.

Durchführung

Wichtige Prinzipien der Ordnungstherapie sind:

- regelmäßiger Schlaf-wach-Rhythmus, ausgewogener Wechsel von Arbeit und Freizeit
- Einhaltung des Wochenrhythmus
- viel Bewegung an der frischen Luft
- maßvolle Ernährung, geregelte Essenszeiten, maßvoller Umgang mit Genussmitteln (z. B. Kaffee, Alkohol)
- Ernährungstherapie (➤ 2.19)
- sinnvolle und aktive Lebensgestaltung auch in der Freizeit, positive soziale Kontakte

Zur Unterstützung können übende Verfahren, wie z. B. Entspannungsübungen, Atemtherapie (➤ 2.8), Autogenes Training, Meditation oder Yoga eingesetzt werden.

Zudem gilt es, sich so weit wie möglich an den natürlichen Gegebenheiten zu orientieren: Dies lässt die lebendigen, biologischen Prozesse wirken und dient der inneren Neuordnung von Körper, Geist und Seele.

Patientensicherheit und Qualitätssicherung

- Kontraindikationen (z. B. bei Ernährungs- oder Yogatherapie) abklären, Patienten aufklären, Einwilligung einholen.
- Wesentliche Informationen zu Untersuchung, Aufklärung, Behandlung und Ablauf dokumentieren (Patientenrechtegesetz, Qualitätssicherung)

Indikationen

Es gibt aus naturheilkundlicher Sicht keine Erkrankung, die nicht durch eine auf den Patienten und seine Erkrankung abgestimmte, individuell optimierte Lebensweise positiv beeinflusst wird; zumindest werden Wohlgefühl und Selbstheilungskraft gesteigert.

Risiken und Nebenwirkungen, Kontraindikationen

Zu Risiken und Nebenwirkungen sowie zu Kontraindikationen siehe verordnete Verfahren.

2.34 Orthomolekulare Therapie

Der Begründer der Methode, der Biochemiker, Nobelpreisträger und „Vitamin-C-Papst" Linus Pauling (1901–1994) definiert die orthomolekulare Medizin – die Medizin der richtigen Moleküle – wie folgt: *„Orthomolekulare Medizin ist die Erhaltung der Gesundheit und die Behandlung von Krankheiten durch Veränderung der Konzentration von Substanzen im menschlichen Körper, die normalerweise im Körper vorhanden und für die Gesundheit erforderlich sind."*

Konzept

Das von Pauling 1968 entwickelte Konzept beruht auf der Annahme, dass kein Mensch in einer so perfekten Umwelt lebt, dass für ihn die etwa **45 lebensnotwendigen Nährstoffe** – Vitamine, Mineralstoffe, Spurenelemente, Fettsäuren, Aminosäuren und Enzyme – in der richtigen Menge und im richtigen Verhältnis zueinander im Organismus vorhanden sind. Da die orthomolekulare Therapie der Erhaltung der Gesundheit die gleiche Bedeutung beimisst wie der Behandlung von Krankheiten, ist sie auch präventive (vorbeugende) Medizin. Als oberstes Prinzip gilt, dass nur Substanzen eingesetzt werden, die physiologisch im Körper vorhanden sind.

Nährstoffbedarf

Während in der Schulmedizin fehlende Nährstoffe und Mineralien entsprechend dem Laborbefund ergänzt werden, ist in der orthomolekularen Therapie die Gabe von z. T. sehr hohen Dosen möglich. So postulierte Linus Pauling – er wurde 93 Jahre alt – die tägliche Einnahme von mindestens 5 g Vitamin C als **Vorsorgemaßnahme** gegen oxidativen Stress.

Einheitliche Angaben und Richtlinien über den Nährstoffbedarf liegen nicht vor. Der individuelle Bedarf ist abhängig von Ernährungs- und Lebensgewohnheiten, Alter, Umwelteinflüssen und dem Gesundheitszustand. Nährstoffpräparate sind grundsätzlich kein Ersatz für eine ausgewogene vollwertige Ernährung.

Nährstoffdefizite

Nährstoffdefizite können durch folgende Faktoren hervorgerufen werden:

- **Einseitige Ernährung** (z. B. „Fast Food") verursacht Mangelzufuhr einzelner Nährstoffe.
- Bei starkem **Konsum ungesättigter Fettsäuren** ist der Bedarf an Vitamin E erhöht.
- **Alkohol** kann einen Mangel an wichtigen Vitaminen und Mineralstoffen verursachen, z. B. Vitamine B_1, B_6, B_{12}, Niacin, Pantothensäure, Folsäure, Magnesium.
- **Koffein** in Kaffee, Tee, Cola-Getränken erhöht die Ausscheidung wichtiger Mineralstoffe (Kalium, Magnesium).
- **Nikotin** verbraucht Vitamin C sowie Zink, das zur Entgiftung des im Tabakrauch enthaltenen giftigen Kadmiums benötigt wird.
- Während **Wachstumsphasen, Schwangerschaft** und **Stillzeit** ist der Bedarf an Nährstoffen erhöht, ebenso bei starker physischer und psychischer Belastung.
- **Umwelteinflüsse** und eine Belastung des Körpers mit **Schwermetallen** können abgemildert werden: So ist z. B. Selen an der Bindung von Schwermetallen wie Quecksilber oder Blei beteiligt.
- Die längerfristige Einnahme von **Medikamenten,** z. B. von Analgetika, Antazida, Antibiotika, und Glukokortikoiden, können einen Nährstoffmangel verursachen.

Durchführung

Ein **Mangel** an **Nährstoffen** kann anhand von Blutserum, Vollblut, Haaren oder Urin nachgewiesen werden. Obwohl sich aufgrund der Messverfahren Zusammenhänge zwischen Spurenelementen und bestimmten Krankheitsbildern nachweisen lassen, ist die Aussagekraft jedes einzelnen Materials begrenzt, da z. B. Haarwaschmittel die Aussagen verfälschen.

Nährstoffe werden meist in isolierter Form, d. h. als Nährstoffpräparate (z. B. Tabletten oder Kapseln) über einen begrenzten Zeitraum eingenommen, wenn Defizite bestimmter Nährstoffe nachgewiesen oder aufgrund der Erkrankung wahrscheinlich sind. Es ist oft auch sinnvoll, in Zeiten eines erhöhten Bedarfs Nährstoffe zuzuführen. Nährstoffpräparate werden eingesetzt zur vorbeugenden Behandlung sowie zur Unterstützung bei chronischen und akuten Erkrankungen.

MERKE

Viel hilft nicht viel! Viele Patienten nehmen Nährstoffpräparate zur Vorbeugung, aus Gründen des Anti-Agings oder zur Leistungssteigerung in teilweise absurden Mengen und Wirkstoffkombinationen ein. Eine Vielzahl unseriöser Anbieter nutzt Leichtgläubigkeit und Uninformiertheit der Verbraucher aus. Über Überdosierungen, Neben- und Wechselwirkungen wird oftmals nicht oder ungenügend aufgeklärt. Als verantwortlicher und verantwortungsvoller Behandler sollten Sie sich sehr gründlich und kritisch informieren. Wenn Sie Nahrungsergänzungsmittel zu Heilungszwecken verordnen, stehen Sie in der Haftpflicht.

Patientensicherheit und Qualitätssicherung

- Kontraindikationen abklären, Patienten aufklären, Einwilligung einholen.
- Mikronährstoffe sind oftmals nicht als Arzneimittel zugelassen, sondern als Nahrungsergänzungsmittel (NEM) erhältlich. In diesen Fällen gibt es keinen Wirksamkeitsnachweis, es dürfen keine Wirkungen und Anwendungsbereiche in der Gebrauchsinformation stehen. Darüber ist der Patient besonders aufzuklären.

- Zahlreiche orthomolekulare Produkte sind nicht für Kinder, Schwangere oder Stillende zugelassen; eine Verordnung gilt als „Off-Label-Use"; die Haftung liegt im Schadensfall bei Ihnen.
- Verordnen Sie nur hochwertige, qualitätsgesicherte und standardisierte NEM von seriösen Bezugsquellen.
- Beim Verkauf von NEM in der Heilpraktikerpraxis sind steuerrechtliche Aspekte zu berücksichtigen.
- Wesentliche Informationen zu Untersuchung, Aufklärung, Behandlung und Ablauf dokumentieren (Patientenrechtegesetz, Qualitätssicherung).

Indikationen

Typische Indikationen sind:
- erhöhter Nährstoffbedarf bzw. Nährstoffdefizit (s. o.)
- Herz-Kreislauf-Erkrankungen
- Infektionen, z. B. grippaler Infekt, Herpes simplex
- Erkrankungen des Bewegungsapparats, z. B. Arthritis, Arthrose
- Hauterkrankungen, z. B. zur besseren Wundheilung
- Erkrankungen des Verdauungstrakts
- Anti-Aging-Therapie gegen vorzeitiges Altern
- Stärkung des Immunsystems
- Entgiftung und Ausleitung von Schwermetallen

Die Orthomolekulare Therapie ist als alleinige Therapie bei ernsthaften Erkrankungen nicht geeignet, jedoch kann sie – in Absprache mit dem behandelnden Arzt – auch bei schweren Erkrankungen therapeutisch sinnvoll verordnet werden.

Risiken und Nebenwirkungen

Gegenanzeigen müssen bei der Anwendung von Mikronährstoffen unbedingt berücksichtigt werden, z. B. beim Vorliegen einer eingeschränkten Nierenfunktion, die Einnahme von Vitamin A im ersten Schwangerschaftsdrittel, Einnahme von Betacarotin bei Rauchern, Wechselwirkung mit verordneten Medikamenten oder anderen Nährstoffen.

Der Einsatz von Mikronährstoffen über einen längeren Zeitraum, insbesondere in hohen pharmakologisch wirksamen Dosen, gehört in die Hand von erfahrenen Therapeuten. Einige Nährstoffe sind bei bestimmten Vorerkrankungen oder in Überdosierung schädlich und können ihrerseits zu teilweise schweren Erkrankungen führen!

Die meisten renommierten Hersteller von Nahrungsergänzungsmitteln achten auf möglichst allergenarme Begleit- und Füllstoffe (z. B. glutenfrei, milcheiweißfrei, laktosefrei) und verwenden keine Aroma- oder Farbstoffe.

Kontraindikationen

Vitamin C und andere Antioxidantien wie Vitamin E oder Beta-Carotin zur Stärkung der Abwehrkräfte können die Widerstandskraft mancher Krebszell-Arten stärken sowie die Wirkung verschiedener Chemotherapeutika oder Strahlentherapie schwächen oder aufheben.

Einige Nährstoffe, so z. B. fettlösliche Vitamine wie Vitamin A oder Selen, sind in der Überdosierung schädlich.

Individuelle Allergien bzw. Unverträglichkeiten müssen gegebenenfalls berücksichtigt werden.

2.35 Osteopathie

Die Osteopathie wurde durch den amerikanischen Arzt Andrew Taylor Still (1828–1917) in der letzten Hälfte des vorigen Jahrhunderts begründet. Still, mit den Ergebnissen und der Arbeitsweise der zeitgenössischen Medizin nicht mehr zufrieden, vertrat die Meinung, dass viele Medikamente und Operationen, die nicht notwendigerweise hätten durchgeführt werden müssen, meist nur Ausdruck der Hilflosigkeit von Arzt und Patient waren.

Konzept und Wirkungen

Still stellte die **selbstregulierenden Kräfte** der **Natur** in den Mittelpunkt der Osteopathie und formulierte vier Grundprinzipien.
- Der menschliche Körper funktioniert als Einheit.
- Der Körper verfügt über selbstheilende Mechanismen.
- Struktur und Funktion stehen in Wechselbeziehung zueinander.
- Abnormer Druck oder Spannung in einem Teil des Körpers produzieren abnormen Druck und Spannungsphänomene in einem anderen Teil des Körpers.

Seinen Beobachtungen zufolge war durch Krankheit immer auch das betroffene Gewebe in seiner Beweglichkeit (z. B. Lungenbeweglichkeit bei Lungenentzündungen, Beeinträchtigungen der Gelenke bei Gelenkbeschwerden) eingeschränkt. Diese Beweglichkeit – die Bewegung war für Still zugleich ein wesentliches Prinzip des Lebens – wollte er wiederherstellen. Da dadurch gleichzeitig die arterielle Durchblutung gefördert und der venöse und lymphatische Abtransport verbessert werden, werden auch die Selbstheilungskräfte angeregt.

Durchführung

Ein wichtiger Begriff der Osteopathie lautet „osteopathische Dysfunktion". Damit ist eine Einschränkung in der Bewegung der Gewebe gemeint, eine Einschränkung, die nicht nur im Bereich der Wirbelsäule und der Gelenke, sondern in allen Geweben ertastet werden kann. Um diese **Dysfunktion** diagnostizieren zu können, muss das Tastvermögen intensiv trainiert werden.

Dysfunktionen werden mithilfe differenzierter Techniken gelöst. Die Art der Behandlung erlaubt es, den Patienten auf natürliche Art und Weise ins Gleichgewicht zu bringen und so eine ökonomischere Funktionsweise zu finden.

In der Osteopathie werden unterschiedliche funktionelle Systeme mit jeweils speziellen Behandlungstechniken unterschieden:
- **Parietales System:** Die Strukturen des Bewegungsapparats (Knochen, Kapsel-Band-Apparat und Muskeln) werden unter Ausnutzung der langen Hebelwirkung mit indirekten Manipula-

tions- oder Mobilisationstechniken behandelt. Die Chiropraktik hingegen (➤ 2.16), wendet direkte Techniken an.
- **Viszerales System:** Die Behandlung der inneren (viszeralen) Organe zielt darauf ab, durch passive Bewegung des Zwerchfells in kraniokaudaler Richtung die Mobilität der im Brust- und Bauchraum gelegenen Organe zu fördern. Zudem wird die Motilität, die Eigenbeweglichkeit der Organe, positiv beeinflusst. Durch die Förderung der Organbewegungen werden auch die Verbindungen zu den Blut- und Lymphgefäßen harmonisiert und die Hämodynamik (Bewegung des Blutes in den Gefäßen) gefördert.
- **Kraniosakrales System:** Hier wird mit dem kraniosakralen Rhythmus (➤ 2.25) gearbeitet.

Patientensicherheit und Qualitätssicherung

- Kontraindikationen abklären: In bestimmten Fällen sollte ein Röntgenbild – insbesondere der Halswirbelsäule - vorliegen, je nach Indikation auch CT und MRT.
- Patienten aufklären, Einwilligung einholen.
- Medizinprodukterecht: Eine elektrisch verstellbare Osteopathie-Liege ist ein aktives Medizinprodukt, es bedarf der Eintragung in das Gerätebuch und Bestandsverzeichnis und muss ein CE-Kennzeichen haben. Sie sollte unbedingt den sicherheitstechnischen Anforderungen des BfArM und der Berufsgenossenschaft entsprechen.
- Hygienerichtlinien einhalten, z. B. im Hinblick auf hygienische Händedesinfektion, Desinfektion der Liege nach Patientenkontakt, Wechseln der Papierauflage oder des Bezugs.
- Psychische Mitreaktionen beobachten, ggf. erfragen und begleiten; bei heftigeren Reaktionen – auch im Nachhall der Behandlung z. B. einige Tage später – diese therapeutisch abfangen.
- Wesentliche Informationen zu Untersuchung, Aufklärung, Behandlung und Ablauf dokumentieren (Patientenrechtegesetz, Qualitätssicherung).

Indikationen

Eine osteopathische Behandlung ist angezeigt bei allen funktionellen Störungen. Eine grundsätzliche Indikation besteht bei allen Schmerzen und Beschwerden durch palpatorisch erfassbare Funktionsstörungen, denen ein pathologisches Korrelat fehlt. Da bei der Mehrzahl der Krankheiten begleitende Funktionsstörungen zu diagnostizieren sind, kann eine ergänzende osteopathische Therapie oftmals sinnvoll eingesetzt werden.

Risiken und Nebenwirkungen

Nach der Behandlung kann es über wenige Tage zu einer Erstverschlimmerung im Sinne einer Heilreaktion kommen. Prinzipiell ist das ein Zeichen für die ursächliche Wirkung der Therapie und somit positiv zu bewerten. Nach zwei oder drei Behandlungen lassen diese Nebenwirkungen nach.

Kontraindikationen

Es gibt eine Reihe absoluter und relativer Kontraindikationen. Diese variieren je nach angewendeter Technik, Krankheitsstadium und Konstitution des Patienten.
- **Kontraindikationen – indirekte (funktionelle) Techniken:** Das Fehlen einer eindeutigen Diagnose ist eine absolute Kontraindikation für eine osteopathische Therapie. Vor Beginn einer Behandlung, die sich über einen längeren Zeitraum mit der Gefahr einer Diagnoseverschleppung erstrecken kann, muss eine entsprechende Abklärung erfolgt sein. Die funktionelle Osteopathie ist bei (akuten) malignen und metastasierenden Erkrankungen absolut kontraindiziert, kann aber in der Tumornachsorge und Palliativmedizin angezeigt sein.
- **Kontraindikationen – direkte (strukturelle) und impulsgebende Techniken:** Bei manchen Erkrankungen ist die Osteopathie grundsätzlich kontraindiziert, z. B. bei akuten lebensbedrohlichen Erkrankungen, Fieber, Infektionskrankheiten, „akuten" Neoplasien, primären Tumoren (Osteo- und Chondrosarkom) und Knochenmetastasen.
- Bei anderen Erkrankungen können die Kontraindikationen nur bezogen sein auf die betroffene Körperregion. Mitunter kann in Absprache mit dem behandelnden Arzt dennoch eine osteopathische Behandlung erfolgen.

Relativ oder **absolut kontraindiziert** sind:
- akuter intervertebraler Bandscheibenvorfall mit progressiven neurologischen Zeichen
- gefährdete Beschaffenheit der Knochen, Gelenke, Sehnen oder Bänder, z. B. bei akuter Fraktur, Osteoporose, Sarkom, Metastasen, akuter Gelenkentzündung bei rheumatischen Erkrankungen, eitriger oder septischer Arthritis, lokal überdehnte Bänder
- akutes Cauda-equina-Syndrom, akutes Schleudertrauma, Spondylodiszitis, M. Bechterew
- Blutgerinnungsstörungen, Antikoagulanzientherapie
- offene Wunden, schwere Hauterkrankungen mit Infektionsgefahr, frischer chirurgischer Eingriff
- akute zerebrale Ischämie, transitorische ischämische Attacke, Aneurysma, Verdacht auf Beeinträchtigung der Arteria vertebralis, schwere Durchblutungsstörungen
- Krankheiten des Abdomens und des Verdauungstraktes wie ungeklärte Bauchschmerzen, akute Cholezystitis, Appendizitis
- Nierenkolik, Pyelonephritis
- akute oder subakute geschlossene Kopfverletzung

2.36 Ozontherapie

Die Ozontherapie ist ein injektives und apparatives Therapieverfahren, bei dem Ozon – die energiereiche und aus drei Sauerstoffatomen (O_3) bestehende Form des Sauerstoffs – zugeführt wird.

MERKE
Es ist möglich, dass die Ozon-Eigenbluttherapie für Heilpraktiker verboten wird (2018). Beachten Sie die aktuelle Gesetzeslage.

Der deutsche Physiker Schönbein beschrieb 1840 ein Gas, das er wegen seines starken Geruchs Ozon (griech. ozein = ich rieche) nannte, und untersuchte einige seiner Eigenschaften. Die Erfindung der Siemens-Röhre im Jahr 1875 erlaubte die industrielle Herstellung von Ozon. Nachdem bekannt war, dass Ozon in wässrigem Milieu stark oxydierend wirkt, wurden gegen Ende des vergangenen Jahrhunderts erste Versuche zur Trinkwasserentkeimung unternommen. In der Medizin wurde Ozon zunächst zur äußerlichen Behandlung von Gangränen und Weichteilinfektionen eingesetzt. Erst gegen Ende der 1950er-Jahre wurde von dem Physiker Hänsler ein Gerät entwickelt, das eine exakt definierte Menge Ozon aus medizinischem Sauerstoff herstellte.

Konzept

Ozon ist die energiereiche Form des Sauerstoffs und besteht im Gegensatz zum Sauerstoff (O_2) aus drei Sauerstoffatomen (O_3). Ozon entsteht aus Sauerstoff durch Ultraviolettbestrahlung oder elektrische Entladung und bildet in der hohen Atmosphäre eine schützende Schicht vor UV-Strahlung. In unphysiologischen Konzentrationen ist Ozon ein Reizgas, das toxisch wirkt und Symptome hervorrufen kann wie Müdigkeit, Kopfschmerzen oder Schleimhautreizung. Ozon ist eines der stärksten Oxidationsmittel.

Medizinisches Ozon ist ein Gemisch aus reinstem Ozon und reinstem Sauerstoff im Konzentrationsbereich von 1 µg/ml O_3 bis ca. 100 µg/ml O_3. Es löst sich im Blut bis zu 15-mal schneller als Sauerstoff.

Wirkungen

Medizinisches Ozon wirkt bakterizid, viruzid und fungizid, entzündungshemmend und immunstimulierend. Darüber hinaus erleichtert Ozon die **Sauerstoffabgabe** der Erythrozyten und verbessert so die Sauerstoffversorgung in der Peripherie sowie den Sauerstofftransport. Da sich durch Ozon auch die Flexibilität und Verformbarkeit der Erythrozyten erhöht, können diese die engen Gefäße leichter passieren. Zudem werden die **Fließeigenschaften** des **Blutes** optimiert. Durch die Aktivierung der Lymphozyten wird ferner die **körpereigene Abwehr** angeregt.

MERKE

Die Ozontherapie wird durch zahlreiche Gesetze und Verordnungen geregelt. Durch die Einhaltung dieser Regularien kann die Ozontherapie in der Heilpraktikerpraxis sicher und nebenwirkungsarm angewendet werden.

Patientensicherheit und Qualitätssicherung

- Kontraindikationen abklären, Patienten aufklären, Einwilligung einholen.
- Empfehlenswert ist es, für die verschiedenen Applikationsformen der Ozontherapie (wie bei allen invasiven Therapieverfahren) jeweils eine Checkliste über den Behandlungsablauf anzufertigen, die belegt, in welcher Weise die Anwendung in der Praxis durchgeführt wird.
- Halten Sie sich streng an die Vorgaben der Gerätehersteller. Diese weisen in die sachgerechte Anwendung des Gerätes ein. Beachten Sie die Richtlinien im Umgang mit medizinischen Gasen.
- Bei der Ozon-Eigenbluttherapie stellen Sie ein neues Arzneimittel her. Dies müssen Sie – ebenso wie die Zumischung von homöopathischen Arzneimitteln - bei Ihrer zuständigen Bezirksregierung anzeigen (erlaubnisfreie, aber anzeigepflichtige Herstellung von Arzneimitteln).
- Bei der Auswahl und Anwendung von Arzneimitteln sind viele Faktoren zu beachten, z.B. Zulassung für die gewählte Indikation und Applikationsform, Arzneimittelsicherheit bei Injektionen und Infusionen, Kenntnisse über die Neben- bzw. Wechselwirkungen und Kontraindikationen.
- Blutdruck und Puls vor und nach der Behandlung messen und vergleichen.
- Die Ozontherapie ist ein invasives Verfahren. Da bei allen Applikationsarten ein gesteigertes Infektionsrisiko besteht, ist auf hygienisches Arbeiten und Einhaltung aller geltenden Richtlinien zu achten.
- Die verwendeten Einmalartikel müssen den Hygienerichtlinien entsprechen sowie gemäß MPG ein CE-Kennzeichen haben und steril verpackt sein, das Verfallsdatum darf nicht überschritten sein.
- Die Hygienerichtlinien sind bei allen Arbeitsschritten exakt einzuhalten – vom Herrichten des Tabletts über die eigentliche invasive Tätigkeit bis hin zur korrekten Entsorgung der Kanülen (Sharps), Katheter und Restmüll und der hygienegerechten Aufbereitung der Liege nach Patientenkontakt (Wechseln der Papierauflage oder des Bezugs).
- Das Ozongerät, aber auch eine elektrisch verstellbare Behandlungsliege, sind aktive Medizinprodukte. Es bedarf jeweils der Eintragung in Gerätebuch und Bestandsverzeichnis und muss ein CE-Kennzeichen haben. Eine elektrisch verstellbare Liege sollte unbedingt den sicherheitstechnischen Anforderungen des BfArM und der Berufsgenossenschaft entsprechen. Eventuell müssen in bestimmten Fristen sicherheitstechnische Kontrollen durchgeführt werden. Nur Sachkundige dürfen mit der Instandhaltung des Gerätes beauftragt werden.
- Das Auftreten einer anaphylaktischen Reaktion ist unwarscheinlich, dennoch muss der Behandler die entsprechenden Notfallmaßnahmen sicher beherrschen.
- Wesentliche Informationen zu Untersuchung, Aufklärung, Behandlung und Ablauf dokumentieren (Patientenrechtegesetz, Qualitätssicherung)

Indikationen und Applikationsformen

Medizinisches Ozon wird intramuskulär, subkutan oder in Form seiner Reaktionsprodukte mit Blut verabreicht. Durch die Ozontherapie soll über den Eingriff von Ozon in das Stoffwechselgeschehen eine **Renormalisierung** einiger **Stoffwechselparameter** erreicht werden. Folgende Therapieformen können unterschieden werden:

- **Große Ozon-Eigenblutbehandlung (GEB):** 50–100 ml Blut wird aus der Armvene entnommen, mit medizinischem Ozon angereichert und sofort unter normalen Schwerkraftbedingungen wieder zurückgegeben (Anwendungsgebiete: Durchblutungsstörungen, Allergien, Diabetes mellitus, Stoffwechselstörungen).
- **Kleine Ozon-Eigenblutbehandlung:** 1–5 ml Venenblut werden mit einem Ozon-Sauerstoffgemisch gemischt, kräftig geschüttelt und i.m. injiziert (Anwendungsgebiete: Allergien, rezidivierende Infekte).
- **Beutelbegasung:** In der Dermatologie werden mit der Beutelbegasung in äußerlicher Anwendung u. a. Ekzeme, Gangräne und offene Wunden behandelt. Das zu behandelnde Körperteil wird mit einem luftdicht abgeschlossenen Kunststoffbeutel überzogen, in den medizinisches Ozon eingeblasen wird, das auf der angefeuchteten Haut Bakterien, Viren und Pilze abtötet.
- **Rektale Ozon-Insufflation:** Über einen Darmkatheter (Einmalmaterial) wird ein Ozon-Sauerstoff-Gemisch in den Enddarm insuffliert (Anwendungsgebiete: entzündliche Darmerkrankungen, Lebererkrankungen).

Risiken und Nebenwirkungen

- Wie alle Injektionsbehandlungen kann auch diese in Maßen schmerzhaft sein. Das Gleiche gilt für die Begasung von Wunden und die Einspritzung des Ozon-Sauerstoff-Gasgemischs unter die Haut.
- Bei kreislauflabilen Patienten kann es zum Kollaps kommen.
- Ein Spritzenabszess ist nicht wahrscheinlich, aber dennoch auch bei sachgerechter Eigenblutinjektion möglich.
- An der Einstichstelle kann sich ein Hämatom bilden.

Eine allergische Reaktion auf eine Ozongabe ist nicht zu erwarten, da das Ozonmolekül (O_3) und der Sauerstoff (O_2) keine allergene Potenz haben, also keine überschießende ungewollte Reaktion des Immunsystems bewirken. Allerdings wird bei der GEB zur Gerinnungshemmung Natriumzitrat eingebracht. In sehr seltenen Fällen wurden bei einer Ozontherapie Reaktionen beobachtet, die einer allergischen Reaktion entsprechen.

Eine allergische Reaktion bzw. ein anaphylaktischer Schock ist – insbesondere bei zusätzlicher Verwendung von Arzneimitteln - nicht mit letzter Sicherheit auszuschließen.

Kontraindikationen

Zu den Gegenzeigen der Ozontherapie zählen u. a. starke Anämie, Gerinnungsstörungen, die Einnahme von Antikoagulanzien und ACE-Hemmern sowie Favismus (seltene Erbkrankheit), außerdem Herzerkrankungen, bei denen generell eine Infusionsbehandlung kontraindiziert ist, schwerwiegende, nicht behandelte Schilddrüsenüberfunktion und Injektionen in der Region einer Bestrahlungstherapie.

2.37 Phytotherapie

Pflanzen (griech. phytón = Gewächs) waren jahrhundertelang nahezu die einzigen Heilmittel und die ersten Grundstoffe zur Herstellung von Arzneien. Ein erster Anbau von Heilpflanzen erfolgte bereits im 6. Jahrtausend v. Chr. in Indien und China. Ein ägyptischer Papyrus aus der ersten Hälfte des 17. Jahrhunderts v. Chr. erwähnt etwa 700 Substanzen tierischer und pflanzlicher Herkunft, darunter Anis, Kümmel, Leinsamen und Hanf. Dioskurides verfasste um 100 n. Chr. eine fünfbändige Arzneimittellehre, in der 600 Heilpflanzen beschrieben wurden und die bis in das 16. Jahrhundert für sämtliche Arzneibücher maßgeblich war.

Claudius Galenus (auch Galen genannt, 129–201 n. Chr.), der Leibarzt des römischen Feldherrn Marc Aurel, benutzte ebenfalls viele Pflanzen, die noch heute von medizinischem Interesse sind, wie Schafgarbe, Meerzwiebel, Süßholz und Weidenrinde. Er stellte Regeln für die verschiedenen Arten der Arzneizubereitung auf und wurde damit zum Begründer der Lehre von den Arzneiformen, die nach ihm **Galenik** genannt wird.

Im 15. und 16. Jahrhundert – einer „Blütezeit" der Pflanzenheilkunde – begann die systematische Betrachtung: Paracelsus (1493–1541) beschrieb Heilpflanzen in seinem Werk „Herbarius", und in den ebenfalls aus dieser Zeit stammenden Kräuterbüchern von Leonhard Fuchs und Hieronymus Bock wurden Heilpflanzen äußerst detailgetreu dargestellt. Ende des 16. Jahrhunderts wurde das wohl umfassendste Werk westlicher Kräutermedizin veröffentlicht. Jakobus Theodorus Tabernaemontanus, ein Schüler von Hieronymus Bock, hat nicht nur über 3.000 Pflanzen beschrieben, sondern auch 2.400 Pflanzenabbildungen veröffentlicht. Das Buch wurde erstmals 1588 herausgegeben und 1731 das letzte Mal aufgelegt.

1805 gelang es dem Apotheker Friedrich Wilhelm Sertürner (1783–1841) im Mohn das „schlafmachende Prinzip" zu isolieren, das 1817 „Morphin" genannt wurde. Damit war der Stoffnachweis der modernen Phytotherapie eingeführt.

Arzneimittelrechtliche Grundlagen

Heilpflanzen können in alter Tradition zum persönlichen Gebrauch in der freien Natur gesammelt oder im Garten angebaut werden. Sollen sie verkauft werden, fallen sie – abhängig von zahlreichen Kriterien – unter verschiedene Gesetze: Sie können als Medizinprodukte, Nahrungsergänzungsmittel oder diätetische Lebensmittel und Kosmetika vertrieben werden oder sie können zugelassene oder registrierte Arzneimittel sein. Hieraus resultieren unterschiedliche juristische und haftungsrechtliche Besonderheiten.

Im **deutschen Arzneimittelrecht** gibt es verschiedene Kontrollwerkzeuge und -instanzen, die dem Patienten- und Verbraucherschutz dienen sollen und großen Einfluss auf phytotherapeutische Arzneimittel sowie dadurch auf die gesamte Phytotherapie haben:

- Monografien für Phytotherapeutika
- Arzneimittel-Kommissionen
- Zulassung von Arzneimitteln
- Registrierung traditioneller pflanzlicher Arzneimittel

Monografien für Phytotherapeutika

Im Zusammenhang mit der Phytotherapie haben sog. Monografien eine besondere Bedeutung. Als Monografie bezeichnet man in der Pharmazeutik den umfassenden „Steckbrief" einer Heilpflanze oder eines Arzneistoffs. In dieser Abhandlung sind unter anderem beschrieben: Anforderungen und Eigenschaften, Identität, Wirkstoffgehalt, Reinheit, Analysemethoden, Prüfverfahren, Vorschriften zur Lagerung.

Arzneimittel, die weiterhin im Deutschen Arzneibuch (DAB) gelistet bleiben oder neu aufgenommen werden sollen, werden durch eine Kommission auf ihre Heilwirkung hin überprüft.

Die Monografien spielen hierbei eine ganz entscheidende Rolle. Heilpflanzen-Monografien werden im Bundes-Anzeiger veröffentlicht, haben offiziellen Charakter und bewerten die Anwendung der Pflanzen negativ, neutral oder positiv:

- **Negativ-Monografie:** in früheren Zeiten medizinisch genutzte Pflanzen, deren therapeutische Anwendung heute nicht mehr vertretbar ist, weil ihre gesundheitlichen Risiken größer sind als ihr Nutzen vertretbar ist.
- **Null-Monografie:** Pflanzen, die in der traditionellen Volksmedizin zwar als Heilpflanze verwendet werden, deren Wirksamkeit aber nicht belegt ist und für deren Indikationen besser untersuchte und ggf. besser geeignete Arzneipflanzen zur Verfügung stehen. Eine therapeutische Verwendung kann aus Sicht der Kommission E nicht befürwortet werden.
- **Positiv-Monografie:** Heilpflanzen bzw. Teile von ihnen, deren Wirkungen als erwiesen gelten und die ohne Risiko verwendet werden können.

Arzneimittel-Kommissionen

Diese Monografien werden von unterschiedlichen Kommissionen erstellt. Die **Kommission E** hat infolge des Inkrafttreten des Arzneimittelgesetzes (1968) etwas über 300 Heilpflanzen-Monografien erstellt. Die Experten aus verschiedenen Fachkreisen (Pharmakologen, Toxikologen, Biometriker, Apotheker, Ärzte und Heilpraktiker) haben anhand der in Publikationen beschriebenen Wirkungen, Nebenwirkungen und Wechselwirkungen von Heilpflanzen die Informationen über Phytotherapeutika in einer Art Steckbrief zusammengefasst und somit eine Grundlage geschaffen für die Zulassung der Phytotherapeutika als Arzneimittel. So konnten sich die Hersteller auf positiv bewertete Heilpflanzen in Form der „Kommission E-Monografien" im Nachzulassungsverfahren beziehen, ohne teure klinische Studien oder pharmakologische Testverfahren selbst durchführen zu müssen.

Diese Monografien scheinen zwar heute veraltet zu sein, dennoch bestätigen die neueren Monografien aus Europa und von der WHO im Wesentlichen deren Aussagen.

HMPC-Monografien

Mit Umsetzung der europäischen Richtlinie 2004/24/EG im Jahr 2004 wurde bei der Europäischen Arzneimittelagentur EMA (European Medicines Agency) in London für pflanzliche Arzneimittel das Commitee on Herbal Medicinal Products (HMPC) eingerichtet. Diese Expertenkommission, die aus Delegierten aller 28 EU-Mitgliedsstaaten (mit Island und Norwegen) besteht, befasst sich sowohl mit der regulären Zulassung als auch mit der vereinfachten Registrierung als traditionelles Arzneimittel. Seit 2008 erstellt sie Monografien, in denen die Wirksamkeit und Unbedenklichkeit pflanzlicher Arzneidrogen zusammengefasst und kritisch bewertet werden.

Will ein Hersteller ein pflanzliches Fertigarzneimittel heute in Deutschland, aber auch europaweit neu zulassen, kann er sich in Hinblick auf die Wirksamkeit und Unbedenklichkeit auf diese sogenannten HMPC-Monografien beziehen. Dabei können Phytopharmaka, deren Wirkungen nicht durch klinische Studien belegt sind, in Europa als traditionelle Phytopharmaka registriert oder gut etablierte, durch valide Studien abgesicherte Phytopharmaka neu zugelassen werden. Der Begriff „tradional use = traditioneller Gebrauch" bedeutet, dass Phytopharmaka aus in Europa beheimateten Pflanzen seit 15 Jahren, solche aus außereuropäischen Pflanzen seit 30 Jahren in Europa verwendet werden, ohne nachweislich schädigende Wirkung zu verursachen. Bei pflanzlichen Produkten, deren Wirkungen durch seriöse Studien belegt sind, wird in Europa eine Vollzulassung erteilt („well-established use").

Die **ESCOP-Monografien** werden vom Verband der Phytopharmaka-Hersteller und verschiedener Gesellschaften für Phytotherapie in Europa (ESCOP, European Scientific Cooperative on Phytotherapy) erstellt. Sie berücksichtigen auch die Zubereitungsweise von Heilpflanzen und ihre jeweiligen Dosierungsempfehlungen, teilweise auch für Kinder. ESCOP-Monografien stammen aus heutiger Zeit und werden regelmäßig aktualisiert. Sie haben keine Rechtsverbindlichkeit in Europa, d. h. sie müssen von den Behörden nicht als Ersatz für klinische und pharmakologische Studien anerkannt werden. Hersteller von Phytopharmaka fügen sie jedoch mitunter ihren Zulassungsanträgen untermauernd hinzu.

Mehr als 130 **WHO-Monografien** wurden mittlerweile von der Weltgesundheitsorganisation (WHO) veröffentlicht mit dem Ziel, dass Staaten weltweit sichere und wirksame traditionelle pflanzliche Arzneimittel in das Gesundheitswesen der jeweiligen Länder integrieren und internationale Standards im Bereich Herstellung, Stabilität und Prüfung etablieren können. Die darin festgeschriebenen grundlegenden Anforderungen an Phytotherapeutika bilden die Basis für viele nationale Vorschriften.

Zwischen Tradition und Rechtssicherheit

Verantwortungsvolle Phytotherapeuten sehen sich vor der Aufgabe, einerseits den uralten Erfahrungsschatz kräuterheilkundlicher Traditionen zu wahren, in dem das Ganze mehr als die Summe seiner Teile ist und die Heilpflanze in ihrer Ganzheitlichkeit eine umfassendere, oft mildere, aber tiefgreifendere Wirkung hat als einzelne ihrer Inhaltsstoffe.

Andererseits müssen und wollen Phytotherapeuten ihren Patienten größtmögliche Sicherheit in der Anwendung von Phytopharmaka geben und sind – insbesondere als Anfänger - oft genug verunsichert durch Negativ- oder Null-Monografien. Die kritische

Prüfung von Anwendungsempfehlungen und Rezepturen ist außerdem angebracht, denn Angaben in alten und neuen „Kräuterbüchern“ als auch von Anbietern können absurd, bedenklich oder gefährlich sein.

Außerdem gilt es, das Haftungsrecht zu beachten. Zugelassene phytotherapeutische Arzneimittel basieren auf der „rationalen“, studienbelegten, wissenschaftlichen Phytotherapie, die die Pflanze auf ihre einzeln erforschten Inhaltsstoffe reduziert. Im Schadensfall haftet bei korrekter Indikation und Anwendung der Hersteller. Bei anderen Verordnungen zu Heilzwecken - sei es die eines Nahrungsergänzungsmittels oder der Rat, die Brennnesseln vom Waldrand für den Tee zu verwenden - haftet der Behandler.

Um hier im eigenen Interesse eine höchstmögliche Rechtssicherheit zu haben, sollten besondere Maßnahmen (siehe unten Patientensicherheit und Qualitätssicherung) getroffen werden.

Konzept

Der Begriff Phytotherapie wurde von dem französischen Arzt Henri Leclerc (1870–1955) begründet. Er bezeichnete damit die Wissenschaft von der Behandlung und Vorbeugung von Befindlichkeitsstörungen und Erkrankungen mit Pflanzen, deren Auszügen oder natürlichen Produkten. Die pflanzlichen Arzneimittel werden auch als **Phytopharmaka** bezeichnet.

Innerhalb der Phytotherapie gibt es unterschiedliche Ansätze: So gilt das Interesse der **naturwissenschaftlich orientierten Phytotherapie** den einzelnen Inhaltsstoffen und deren physiologischer und pharmakologischer Wirkungen. Die **erfahrungsheilkundlich orientierte Phytotherapie** verfügt über umfangreiches Wissen im Hinblick auf die traditionelle Anwendung von Heilpflanzen. Sie legt Wert darauf, die Pflanze in ihrer Gesamtheit zu erfassen und bezieht Wissen aus der Mythologie und **Signaturenlehre** in eine ganzheitliche Betrachtung der Heilpflanzen ein. So werden z. B. aus äußeren Zeichen (Signatur) von Form und Farbe Anwendungsgebiete abgeleitet: Schöllkraut wurde z. B. bereits im antiken Griechenland wegen seiner gelben Farbe bei Gelbsucht, Leber- und Gallenerkrankungen angewendet – eine Indikation, die sich bis heute erhalten hat. Allerdings sind Farbe und Form einer Pflanze nur erste Anhaltspunkte Zudem spielen das gesamte Erscheinungsbild, spezielle Standortgegebenheiten sowie Prozesse der Metamorphose eine Rolle. So lassen sich z. B. aus dem Verhalten des Halbschmarotzers Mistel *(Viscum album)* Analogien zum Tumorwachstum herstellen. Eine fachgerechte Anwendung der Signaturenlehre setzt nicht nur Fachwissen, sondern auch Einfühlungsvermögen in die Naturgesetzlichkeiten voraus.

Wirkungen

MERKE

Heilpflanzen enthalten verschiedene Einzelwirkstoffe, die in folgende Wirkstoffgruppen untergliedert werden können.

Alkaloide

Alkaloide, die nahezu wirksamsten Stoffe im Pflanzenreich, sind Stickstoffverbindungen, die als spezifische Abbauprodukte der jeweiligen Pflanze entstehen. Die starken Pflanzengifte können in geringen Dosen stark heilsam wirken und werden meist als isolierte Reinstoffe (z. B. Atropin, Kodein, Morphin, Chelidonin) eingesetzt. Alkaloide hemmen oder regen die Nervenfunktion an und wirken vorrangig auf das **Zentralnervensystem,** teilweise auf das **autonome Nervensystem** oder spezifische Bereiche sensibler Nerven.

Anthranoide

Anthranoide sind Abkömmlinge des Anthrachinons und wirken **abführend.** Sie gelangen unverändert in den Dickdarm und werden dort in Anthrachinone gespalten, die wiederum die Sekretion von Wasser in das Darmlumen fördern. Durch die erzeugte Volumenzunahme werden die Darmperistaltik angeregt und die Darmpassage beschleunigt. Zu den Anthranoid-Drogen gehören die Faulbaumrinde, die Rhabarberwurzel sowie Sennesblätter und -schoten.

Ätherische Öle

Nahezu alle wohlriechenden Pflanzen enthalten ätherische Öle (➤ 2.7), die aus bis zu 150 Einzelbestandteilen zusammengesetzt sein können. Ätherische Öle sind leicht flüchtig und verschwinden bei Verdunstung vollständig. Sie sind u. a. aus Kohlenstoffatomen (Terpenen) aufgebaut. Aufgrund ihrer öligen Konsistenz (lipophil) **durchdringen** sie leicht die **Zellmembranen.** Sie werden vom Magen-Darm-Trakt gut resorbiert und leicht über die Haut aufgenommen. Ätherische Öle weisen ein **breites Anwendungsspektrum** auf, denn sie wirken entzündungshemmend (antiphlogistisch, z. B. Kamille, Arnika), blähungstreibend (karminativ, z. B. Fenchel, Anis, Kümmel), sie regen die Gallensekretion an (choleretisch, z. B. Javanische Gelbwurz) oder diuretisch und fördern die Ausscheidung (z. B. Wacholder, Birkenblätter). Ätherische Öle erleichtern das Abhusten (z. B. Thymian) und wirken örtlich durchblutungsfördernd (z. B. Rosmarin), wachstumshemmend auf Mikroorganismen wie Bakterien, Viren oder Pilze (z. B. Thymian, Pfefferminze).

Allen ätherischen Ölen gemeinsam ist die **Reizwirkung** auf **Chemorezeptoren.** Sie regen den Geruchs- und Geschmackssinn an und werden als Geruchs- und Geschmackskorrigenzien (Remedium corrigens) oder als Gewürze verwendet.

Bitterstoffe

Bitterstoffe *(Amara)* wirken durch ihren bitteren Geschmack **appetitanregend** und **verdauungsfördernd.** Sie lösen reflektorisch eine verstärkte Sekretion von Speichel und Magensaft aus und regen aufgrund der funktionellen Verknüpfung alle Verdauungsorgane zur vermehrten Sekretion der Verdauungssäfte an. Da die Wirkung an den bitteren Geschmack gebunden ist, sollten Bitterstoffe nicht in Form von Kapseln oder Dragees verordnet werden.

Cumarine

Cumarine zeichnen sich durch den Geruch nach duftendem Heu aus. Einige Cumarine haben gerinnungshemmende Wirkung. Außerdem wirken sie teilweise gegen Insektenbefall, z. B. als Mottenkissen.

Flavonoide

Flavonoide (lat. flavus = gelb) haben neben ihrer unspezifischen **Schutzwirkung** auf die **Kapillaren** sehr unterschiedliche Wirkungen. Die Flavonoide des Weißdorns stärken das Herz- und Kreislaufsystem, die Flavonoide der Kamille wirken krampflösend und die Flavonoide in Birkenblättern und Schachtelhalm harntreibend. Einige Flavonoide schützen auch die Leberzellen (z. B. Silymarin-Komplex der Mariendistel).

Gerbstoffe

Gerbstoffe sind wasserlösliche Verbindungen, die früher zum Gerben von Leder verwendet wurden. Da sie die Fähigkeit haben, Eiweißmoleküle miteinander zu vernetzen, bilden sie mit der Haut und Schleimhaut unlösliche Verbindungen und wirken **adstringierend.** Sie eignen sich zur äußerlichen Anwendung bei Geschwüren, Hautpilzen, Verbrennungen und Entzündungen. Bei Halsentzündungen ist es sinnvoll, mit gerbstoffhaltigen Kräutern zu gurgeln. Gerbstoffe wirken zudem schwach **antibakteriell, entzündungswidrig, blutstillend** und **reizmildernd.**

Glykoside

Als Glykoside werden sehr unterschiedliche Stoffe bezeichnet, die nur eine einzige Gemeinsamkeit aufweisen: Alle Glykoside haben eine Zuckerverbindung, die mit einer anderen Komponente verknüpft ist. Da Glykoside also aus verschiedenartigen Stoffen bestehen, haben sie ein **vielfältiges Wirkungsspektrum.** So steigern die Herzglykoside im Fingerhut die Kontraktionskraft des Herzens und vermindern die Herzfrequenz, die Anthrachinonglykoside der Sennesblätter wirken abführend, die Flavonglykoside der Ginkgoblätter durchblutungsfördernd oder die Triterpenglykoside im Cimicifuga-Wurzelstock hormonähnlich.

Saponine

Saponine (lat. sapo = Seife) – Stoffe mit seifenähnlichen Merkmalen – sind in der Lage, die Oberflächenspannung von Wasser herabzusetzen. Sie wirken emulgierend und bilden beim Schütteln einen haltbaren Schaum. Die meisten Saponine hemmen das Wachstum von Mikroorganismen, vornehmlich von Pilzen. Saponine wirken **lokal gewebereizend, auswurffördernd** und haben oft zusätzliche Eigenschaften: So wirken die in der Süßholzwurzel enthaltenen Saponine (Triterpensaponine) entzündungshemmend und verhindern die Entstehung von Magengeschwüren. Aescin, das Saponingemisch der Rosskastanie, wirkt einer Ödembildung entgegen und kann bereits vorhandene Ödeme ausschwemmen. Da Saponine oberflächenaktiv sind, können sie Inhaltsstoffe, die schlecht aufgenommen werden in Lösung bringen. Aus diesem Grund werden Saponine häufig Teerezepturen zugesetzt.

Schleimstoffe

Schleimstoffe sind Polysaccharide, die im Wasser aufquellen, also kolloidale Lösungen, aber auch Gele bilden können. **Wasserlösliche Schleimstoffe** wirken meist lokal und haben durch die Ausbildung eines Schutzfilms auf Haut und Schleimhaut **reizmildernde** und **entzündungshemmende Eigenschaften.** Schleimhaltige Pflanzen eignen sich zur Behandlung bei Reizhusten, Halsschmerzen, Magen-Darm-Katarrhen und manchen Wunden.

Unlösliche Schleimstoffe gelangen unverdaut in den Darm. Sie quellen in Wasser, bilden Gele und wirken über eine Volumenzunahme des Darminhalts **stuhlregulierend,** da der Dehnungsreiz die Darmperistaltik stimuliert. Typische schleimhaltige Heilpflanzen sind Huflattich, Spitzwegerich, Eibisch, Malve und Beinwell.

Durchführung

Phytotherapeutika sind sog. Vielstoffgemische, d. h. ihre Wirkung ergibt sich aus der Summe aller Inhaltsstoffe (s. oben). Verabreicht werden verschiedene pflanzliche Zubereitungen, die überwiegend aus getrockneten Pflanzenteilen aufbereitet und als Tinkturen, Flüssig- und Trockenextrakte oder feste orale Arzneiformen, d. h. zu Tabletten, Dragees, Filmtabletten, Kapseln, weiterverarbeitet werden. Zur äußeren Anwendung werden Cremes, Salben, Gele und Bäder hergestellt. Nur wenige Phytotherapeutika werden parenteral verabreicht (z. B. Misteltherapie ➤ 2.6), gebräuchlich sind in der Heilpraktikerpraxis auch homöopathisch (➤ 2.22) aufbereitete Pflanzenheilmittel in niedriger Potenz (z. B. Ginkgo biloba D 3).

Aus getrockneten Pflanzenteilen bestehen aber auch Arzneitees, die je nach Bestandteil der enthaltenen Droge als Aufguss, Kaltauszug oder Abkochung selbst zubereitet werden.

Pflanzen können und sollten im Sinne der traditionellen Erfahrungsheilkunde auch unmittelbar vom Behandler verordnet bzw. vom Patienten daheim angewendet werden, z. B. als Heilpflanzensäfte (z. B. Brennnesselsaft zur „Blutreinigung"), Zwiebelsäckchen (Otitis media), Zitronen- oder Kartoffelwickel (Tonsillitis), Kohlauflage (z. B. Rheumaschmerzen, Mastitis), Heublumensack (Schmerzen, Verspannungen), Rapssamentherapie (Arthrose und Arthritis der Hand-/Fußgelenke).

Infus – Aufguss

Zarte Pflanzenteile – Blüten, Blätter und Samen – sowie Pflanzen, deren Inhaltsstoffe sich beim Kochen verflüchtigen (ätherische Öle) oder zersetzen (Bitterstoffe), werden als Aufguss zubereitet: Über die angegebene Menge Drogen ¼ l heißes Wasser geben, abdecken und ca. 8–10 Min. ziehen lassen, abseihen.

Dekokt – Abkochung

Die benötigte Menge Droge mit kaltem Wasser ansetzen, zum Sieden erhitzen, als Kurzdekokt 1–3 Min., als Langdekokt 15–20 Min. kochen lassen und nach kurzem Stehenlassen abgießen. Eine Abkochung wird aus harten bis sehr harten Drogen – Rinden, Wurzeln, Hölzer – oder von Drogen mit schwer löslichen Bestandteilen (z. B. Kieselsäure im Schachtelhalmkraut) hergestellt.

Mazeration – Kaltauszug

Ein Kaltauszug ist dann von Vorteil, wenn durch heißes Wasser Begleitstoffe mit unerwünschten Nebenwirkungen in Lösung gehen (z. B. Harze in Sennesblättern und -früchten, Gerbstoffe in Bärentraubenblättern). So ist laut Deutschem Arzneibuch (DAB) für schleimhaltige Drogen eine Mazeration vorgeschrieben.

MERKE

Da bei einem Kaltauszug eventuell enthaltene Mikroorganismen nicht abgetötet werden, können Getränke mit hoher Keimzahl entstehen. Deshalb sollte der Kaltauszug vor der Verwendung kurz aufgekocht werden.

Die angegebene Menge der Droge wird zugedeckt mit ¼ l kalten Wasser 6–8 Stunden stehen gelassen (kein Enzymverlust), danach abgießen. Es ist auch möglich, ein Mazerationsteildekokt oder Mazerationsteilinfus herzustellen, indem die angegebene Menge Drogen in zwei Teile geteilt und dementsprechend als Mazeration, Infus oder Abkochung aufbereitet wird. Nach Abkühlung auf höchstens 40 °C mischen und getrennt trinken.

Patientensicherheit und Qualitätssicherung

- Kontraindikationen abklären, Patienten aufklären, Einwilligung einholen.
- Phytotherapeutika können zugelassene oder registrierte Arzneimittel sein, aber auch als Medizinprodukte, Nahrungsergänzungsmittel oder diätetische Lebensmittel vertrieben werden. Die pharmakologischen, juristischen und haftungsrechtlichen Besonderheiten sind zu beachten.
- Zahlreiche phytotherapeutische Arzneimittel sind nicht für Kinder, Schwangere oder Stillende zugelassen; eine Verordnung gilt als „Off-Label-Use“; die Haftung liegt im Schadensfall bei Ihnen.
- Auf bestmögliche Qualität achten, z. B. keine Heilpflanzen vom Straßenrand und keine über das Internet angepriesenen Phytotherapeutika dubioser Herkunft empfehlen; Phytotherapeutika aus dem außereuropäischen Ausland (z. B. Schweiz, Tibet) sind verschreibungspflichtig. Grundsätzlich keine Heilpflanzen und Phytotherapeutika abgeben.
- Es ist empfehlenswert, dem Patienten ein Merkblatt zur Anwendung von Auflagen oder Wickeln mit nach Hause zu geben.
- Wesentliche Informationen zu Untersuchung, Aufklärung, Behandlung und Ablauf dokumentieren (Patientenrechtegesetz, Qualitätssicherung).

Indikationen

Phytopharmaka sind in der Regel gut verträgliche und nebenwirkungsarme Arzneimittel mit einer Vielzahl von Anwendungsmöglichkeiten. Aufgrund der Vielfalt phytotherapeutisch nutzbarer Pflanzen und Wirkstoffe gibt es eine unüberschaubare Fülle von Indikationen. Die Auswahl der geeigneten Heilpflanze sowie der individuell besten Darreichungsform, Dosierung, Anwendungshäufigkeit und -dauer etc. ist von zahlreichen Faktoren abhängig.

Zubereitungen aus Arzneipflanzen eignen sich zur Behandlung von leichten bis mittelschweren Erkrankungen. Ihre Domäne liegt im Bereich chronischer Beschwerden, insbesondere funktioneller Störungen ohne morphologischen Organbefund.

Phytopharmaka können sowohl bei akuten Erkrankungen, v. a. Entzündungen, als auch bei chronischen Erkrankungen eingesetzt werden. Arzneitees sind bevorzugt einzusetzen bei Befindlichkeitsstörungen und leichten Erkrankungen, die mit einem erhöhten Flüssigkeitsbedarf einhergehen (Durchspülungstherapie bei Blasen-Nieren-Erkrankungen, Erkältungskrankheiten) oder bei denen das Ritual der Zubereitung einen zusätzlichen positiven Effekt ausübt (Unruhezustände, Ein- und Durchschlafstörungen).

Besonders **bewährte Einsatzgebiete** der Phytotherapie sind:

- Anregung der Ausscheidungsfunktionen nach humoralpathologischen Gesichtspunkten
- Atemwegserkrankungen, jeweils akute und chronische Bronchitis oder Sinusitis, grippaler Infekt
- Erkrankungen der Verdauungsorgane, z. B. Verstopfung, Blähungen, Reizdarmsyndrom, Gastritis, Reizmagen, Gallenflussstörungen, gestörte Leberfunktion, Fettleber
- Herz-Kreislauf-Erkrankungen, z. B. Blutdruckregulationsstörungen, Durchblutungsstörungen, Venenschwäche
- Immunabwehr-Steigerung, z. B. bei Kindern, gestressten oder alten Menschen, durch Anregung der Lymph- und Milzfunktion
- Menstruationsstörungen und -beschwerden, klimakterisches Syndrom (z. B. Hitzewallungen, Stimmungsschwankungen, innere Unruhe)
- rheumatische Erkrankungen, z. B. rheumatoide Arthritis
- Stoffwechselerkrankungen, z. B. Diabetes mellitus, Gicht, Fettstoffwechselstörungen
- Urogenitalerkrankungen, z. B. Harnwegsinfekte, Durchspülungstherapie der Nieren
- vegetative bedingte Beschwerden, z. B. nervöse Unruhe, depressive Verstimmung, Erschöpfung, Schlaflosigkeit

Risiken, Nebenwirkungen, Kontraindikationen

Die Phytotherapie ist als alleinige Therapie nicht geeignet, organisch bedingte, schwere Erkrankungen zu behandeln. In diesen Fällen kann sie jedoch oft begleitend, ggf. in Absprache mit dem behandelnden Arzt eingesetzt werden.

Fehler in der Auswahl, Dosierung, Darreichungsform, Anwendungsart oder -dauer etc. können zu unerwünschten Neben- oder Wechselwirkungen führen. Deshalb müssen grundsätzlich bei jeder phytotherapeutischen Verordnung die Kontraindikationen, unerwünschten Wirkungen und/oder Wechselwirkungen der Einzeldrogen oder der Rezepturen abgeklärt werden.

Für einige Heilpflanzen oder ihre Inhaltsstoffe wie z. B. Anthranoide, Bitterstoffe, Gerbstoffe, Herzglykoside oder Schleimstoffe gibt es spezielle Gegenanzeigen und Anwendungsbeschränkungen. Überempfindlichkeiten, Unverträglichkeiten, Allergien und Wechselwirkungen mit anderen Arzneimitteln können in speziellen Fällen auftreten und müssen beachtet werden.

Wenn entsprechende klinische Studien fehlen und das Phytotherapeutikum nicht explizit für Schwangere, Stillende und Kinder unter 12 Jahren zugelassen sind, gilt dies als Off-Label-Use. Pflanzenheilmittel haben sich jedoch seit vielen Jahrzehnten auch und gerade in diesen Lebensphasen bewährt. Sie können und sollten deshalb – Vorsicht, Kompetenz sowie Aufklärung und Einwilligung des Patienten vorausgesetzt – verantwortungsvoll eingesetzt werden.

Sonderform Gemmotherapie

Die Gemmotherapie (lat. gemma = Knospe) wurde in den 1950er-Jahren von dem belgischen Arzt Dr. Pol Henry entwickelt und ist ein Zweig der Phytotherapie.

In der Gemmotherapie werden die Regenerations- und Heilkräfte der Pflanzen für den Menschen nutzbar gemacht, die sich insbesondere in ihrer Knospe als Lebens- und Wachstumskräfte konzentrieren. Diese Kraft und Vitalität resultiert unter anderem aus pflanzlichen Wachstumsfaktoren und andere Wirkstoffen, die oftmals im weiteren jahreszeitlichen Wachstum der Pflanzen nicht (mehr) vorkommen.

Gemmotherapeutika können als Lebensmittel oder Kosmetikum gelten, registriert oder verschreibungspflichtig sein. Es gibt eine Vielzahl verschiedener Gemmotherapeutika, hergestellt aus unterschiedlichsten Pflanzen, das Spektrum reicht z. B. von Brombeere und Preiselbeere über Rosmarin und Wacholder bis hin zu Silberlinde und Mammutbaum. In einem aufwändigen Verfahren werden in der Regel aus ausschließlich frischen, von Hand geernteten Blattknospen Glyzerinmazerate hergestellt.

2.38 Reflexzonentherapie

Nach Darlegungen des englischen Neurologen Henry Head (1861–1940) sind alle inneren Organe des menschlichen Körpers über Nervenfasern mit bestimmten Zonen, den sog. **Head-Zonen**, in der Haut verbunden. Hautreize können sich also an bestimmten Organen festsetzen, wie auch umgekehrt organische Veränderungen an inneren Organen auf die Hautoberfläche übertragen werden können.

Auch Mackenzie entdeckte, dass bestimmte Segmente der Hautoberfläche mit bestimmten inneren Organen Funktionseinheiten bilden, und **innen** und **außen** durch in beide Richtungen wirkende Reflexe miteinander verbunden sind, die sich im **Rückenmark** miteinander verschalten.

Solche gleichermaßen holografischen Abbildungen des Körpers an umschriebenen Haut-Schleimhaut-Arealen wurden besonders im Bereich der Extremitäten (Hand-, Fußsohlenreflexpunkte (➤ 2.39), am Kopf (z. B. Ohr ➤ 2.32), am Übergang von Haut-Schleimhaut (z. B. Nase, Zähne, Mundschleimhaut) sowie an der Zunge gefunden. Zur Durchführung, Regularien bei Anwendung, Indikationen, Risiken und Nebenwirkungen sowie Kontraindikationen s. bei den jeweiligen Verfahren.

2.39 Reflexzonentherapie am Fuß

Die Reflexzonentherapie am Fuß **(RZF)** gehört zu den Behandlungsmethoden, die vermutlich intuitiv in vielen Kulturen zur Erhaltung der Gesundheit und Behandlung von Kranken angewendet wurden. Der amerikanische Arzt William Fitzgerald erforschte und systematisierte das entsprechende Wissen der Indianerstämme Nord- und Mittelamerikas und veröffentlichte es 1917. Im Jahr 1930 gelangte die Masseurin Eunice Ingham an diesen Wissensschatz und begann, eine eigene Methode zu entwickeln, die sie v. a. als Möglichkeit zur Eigenbehandlung verbreitete. In Deutschland ist die RZF untrennbar mit dem Namen Hanne Marquardt verknüpft, die diese Selbsthilfe-Methode zur differenzierten Therapie weiterentwickelte. Die Reflexzonentherapie am Fuß wird in vielen Heilpraktikerpraxen, aber auch in Kliniken, Rehabilitationszentren und Praxen für physikalische Therapie angeboten.

Konzept

Ausgehend von der auffälligen Formenanalogie zwischen einem sitzenden Menschen und seiner Fußform, kann im Fuß ein Zusammenhang zwischen Organen und Systemen des Menschen und ihren Entsprechungen in den Füßen dargestellt werden. Jeweils in der Längskörperzone, die durch ein Organ oder Gewebe führt, findet sich auch am Fuß in der gleichen Längskörperzone die damit korrespondierende und reflektierende Zone.

Reflexzonen werden in sog. Symptom- und Hintergrundzonen eingeteilt.

- Die **Symptomzonen** sind die Zonen, an deren entsprechendem Organ der Patient Beschwerden hat (z. B. Otitis media: IV. Zehe, die den Ohren zugeordnet ist).
- Die **Hintergrundzonen** sind die Zonen, die druckschmerzhaft sind und auf mögliche Entstehungsursachen hinweisen.

Wirkungen

Hanne Marquardt gibt die therapeutische Wirkung der Reflexzonentherapie wie folgt an: „*Nach meiner Erfahrung geht die Wirkung der Reflexzonen am Fuß weit über die symptomatische Behandlung hinaus. Als Ordnungstherapie arbeitet sie mit den im Menschen vorhandenen Lebenskräften physischer und psychischer Art und gibt zugleich das Gefühl, wieder festen Boden unter den Füßen zu haben.*“

Zudem ist die Reflexzonentherapie am Fuß ein bewährtes hinweis- und differenzialdiagnostisches Verfahren, das Orientierung zur Behandlung mit anderen Methoden geben kann (z. B. leberstärkendes Phytotherapeutikum bei Belastung der Leberzone).

Durchführung

Die erste Behandlung entspricht der **Befunderhebung.** Durch Inspektion (z. B. Fehlformen der Fußgewölbe, Tonusveränderungen des Gewebes, Zeichen der Nägel und Haut) und Palpation (Schmerzhaftigkeit bestimmter Zonen, Schweißausbrüche oder Veränderung der Atem- und Pulsfrequenz als vegetative Überreaktionen) werden die behandlungsbedürftigen Reflexzonen diagnostiziert. Beim Tastbefund werden alle Reflexzonen in einer geordneten Reihenfolge überprüft.

Die Reflexzonen werden vorzugsweise mit dem Daumen behandelt. Durch Biegen des vorderen Fingerglieds wird ein gleichmäßiger, rhythmischer Druck erzeugt. Ausgleichende Streichungen (z. B. Yin-Yang-Streichung) oder Lockerungsgriffe (z. B. Solarplexus-Griff) sollten in die Behandlung einbezogen werden.

Der Patient liegt während der Behandlung bequem und zugedeckt auf einer Liege, mit leicht erhöhtem Oberkörper, sodass Blickkontakt möglich ist. Die Behandlung erfolgt 2–3-mal pro Woche, für die Dauer von etwa 20–25 Min. Eine Behandlungsserie von 6–12 Sitzungen ist zu empfehlen.

Die während der Behandlung ausgelösten Reaktionen weisen darauf hin, dass die Heilreize vom Körper beantwortet werden. Häufig kommt es zu einer Anregung aller Ausscheidungen (z. B. Urin, Stuhl, Schweiß) und ihrer Veränderung in Quantität und Qualität (Konsistenz, Farbe, Geruch) sowie zur Stabilisierung der psychischen Verfassung und zur allgemeinen Verbesserung der Symptomatik.

Patientensicherheit und Qualitätssicherung

- Kontraindikationen abklären, Patienten aufklären, Einwilligung einholen.
- Medizinproduktrecht: Eine elektrisch verstellbare Behandlungsliege ist ein aktives Medizinprodukt, sie bedarf der Eintragung in Gerätebuch und Bestandsverzeichnis und muss ein CE-Kennzeichen haben. Sie sollte unbedingt den sicherheitstechnischen Anforderungen des BfArM und der Berufsgenossenschaft entsprechen.
- Hygienerichtlinien einhalten, z. B. im Hinblick auf hygienische Händedesinfektion, Desinfektion der Liege nach Patientenkontakt, Wechseln der Papierauflage oder des Bezugs.
- Wesentliche Informationen zu Untersuchung, Aufklärung, Behandlung und Ablauf dokumentieren (Patientenrechtegesetz, Qualitätssicherung).

Indikationen

Die Reflexzonentherapie am Fuß eignet sich zur alleinigen oder unterstützenden Behandlung **funktioneller Beschwerden** des Verdauungs- und Urogenitaltrakts, bei Erkrankungen der Atmungsorgane, bei Herz-Kreislauf-Erkrankungen, Hauterkrankungen sowie bei psychosomatischen Beschwerden. Besonders gute Erfolge werden beobachtet bei:

- Antriebsschwäche, Schlafstörungen, Erschöpfung
- Reizdarmsyndrom, Magenschleimhautentzündung, Obstipation, Blähungen, Durchfall, Colitis ulcerosa, Hämorrhoiden
- Sinusitis, Bronchitis, Heuschnupfen
- Hörsturz, Tinnitus
- Schwindel, Kopfschmerz, Migräne
- Ekzeme, Neurodermitis, Nesselsucht
- Blasenentzündung
- Ischialgien, Gelenkblockaden, Schulter-Arm-Syndrom, Zervikalsyndrom, Muskelverspannungen
- Menstruationsbeschwerden, Sterilität, Wechseljahrbeschwerden

Risiken und Nebenwirkungen

Bei sachgemäßer Anwendung sowie Beachtung der Kontraindikationen und der individuellen Dosierungshinweise sind keine unerwünschten Wirkungen zu erwarten.

Nach der Behandlung kann es über zwei bis drei Tage zu einer Erstverschlimmerung im Sinne einer Heilreaktion kommen. Die ist ein Zeichen für die Wirkung der Therapie und kann positiv bewertet werden.

Bei manchen Patienten kann es zu psychischen Mitreaktionen kommen.

Kontraindikationen

Bedingte Gegenanzeigen sind:

- akute, hochfieberhafte oder ansteckende Erkrankungen
- Entzündungen im Venen- oder Lymphsystem
- operativ zu behandelnde Krankheiten
- psychiatrische Erkrankungen
- akute rheumatische Erkrankungen mit schmerzhaften und entzündlichen Veränderungen der Fußgelenke
- Gangrän am Fuß
- Complex Regional Pain Syndrome (CRPS, M. Sudeck) des Fußes
- generalisierte Mykose mit starkem Fußpilzbefall
- in der Schwangerschaft wehenauslösende und hormonstimulierende Punkte (evtl. in Absprache mit der Hebamme)

2.40 Sauerstofftherapien

Bei Sauerstofftherapien wird reiner Sauerstoff in verschiedenen Formen angewendet, z. B. als Inhalation oder intravenöse Applikation, um die Versorgung des Körpers mit Sauerstoff zu verbessern – dem Element, ohne das höheres Leben auf der Erde gar nicht möglich ist.

Konzept

Ein **Sauerstoffmangel** im **Gewebe** kann durch ein verringertes Angebot an Sauerstoff (Gefäßerkrankungen), durch erhöhten Bedarf (z. B. muskuläre Aktivität) oder durch die verringerte Ausnutzung von Sauerstoff (z. B. bei chronischen Entzündungen) hervorgerufen werden.

Wirkungen

Die Änderung des Sauerstoffstatus bewirkt nachweislich eine Steigerung der Leistungsfähigkeit, der regionalen und systemischen Durchblutung sowie eine **Stärkung** des **Immunsystems.** Andererseits werden entzündliche Prozesse im Gewebe gemindert und auch das Risiko bzw. die Folgen einer Kreislauferkrankung.

Durchführung

Es gibt verschiedene Möglichkeiten der **Sauerstofftherapie:**

- **Hämatogene Oxidationstherapie (H. O. T.) nach Wehrli:** Etwa 60–80 ml Patientenblut werden mit Natriumcitrat ungerinnbar gemacht, mit Sauerstoff versetzt und aufgeschäumt, mit ultraviolettem Licht bestrahlt, und anschließend in die Vene des Patienten zurückgegeben.
- **Oxyvenierung nach Regelsberger:** Sehr geringe Mengen medizinischen Sauerstoffs (1–2 ml pro Min., insgesamt 10–60 ml) werden in die Vene des Patienten infundiert – die minimale Menge perlt sehr langsam in das Blut.
- **Sauerstoff-Mehrschritt-Therapie (SMT):** Der deutsche Physiker Manfred von Ardenne (1907–1997) entwickelte dieses Verfahren. Die Therapie besteht aus drei aufeinander folgenden Schritten („Mehrschritt-Therapie"): Im ersten Schritt erfolgt die Einnahme eines Arznei-Präparats aus Vitaminen und Mineralien (z. B. aus Vitamin B_1 und Magnesium), um die Sauerstoffaufnahme und -verwertung im Gewebe und die Herzleistung zu verbessern. Anschließend wird nach etwa 30 Min. ein Sauerstoff-Luft-Gemisch inhaliert, um den Sauerstoffgehalt im Blut zu erhöhen. Der dritte Schritt besteht aus moderatem körperlichen Training (z. B. Treppensteigen, Ergometertraining o. Ä.).

MERKE

Es ist möglich, dass die H.O.T.-Eigenbluttherapie für Heilpraktiker verboten wird (Stand 2018). Beachten Sie die aktuelle Gesetzeslage.

Patientensicherheit und Qualitätssicherung

Empfehlenswert ist es, für die verschiedenen Applikationsformen der Ozontherapie (insbesondere bei den invasiven Methoden) jeweils eine Checkliste über den Behandlungsablauf anzufertigen, die darüber Auskunft gibt und belegt, in welcher Weise die Anwendung in der Praxis durchgeführt wird.

- Kontraindikationen abklären, Patienten aufklären, Einwilligung einholen.
- Blutdruck und Puls vor und nach der Behandlung messen und vergleichen.
- Halten Sie sich streng an die Vorgaben der Gerätehersteller. Diese weisen in die sachgerechte Anwendung des Gerätes ein. Beachten Sie die Richtlinien im Umgang mit medizinischen Gasen.
- Medizinprodukterecht: Insbesondere das Sauerstoffgerät, aber auch eine elektrisch verstellbare Behandlungsliege, ist ein aktives Medizinprodukt, sie bedürfen der Eintragung in Gerätebuch und Bestandsverzeichnis und müssen ein CE-Kennzeichen haben. Eine elektrisch verstellbare Liege sollte unbedingt den sicherheitstechnischen Anforderungen des BfArM und der Berufsgenossenschaft entsprechen. Eventuell müssen in bestimmten Fristen sicherheitstechnische Kontrollen durchgeführt werden. Nur Sachkundige dürfen mit der Instandhaltung des Gerätes beauftragt werden.
- Die Verbrauchsmaterialien (z. B. Masken, Schläuche, Injektions-/Infusionsbestecke) müssen ebenfalls ein CE-Kennzeichen tragen, solche für invasive Verwendung müssen den Hygienerichtlinien entsprechen, steril verpackt und noch unter dem Verfallsdatum sein.
- Die H.O.T. und die Sauerstofftherapie nach Regelsberger sind invasive Verfahren. Da bei allen Applikationsarten ein gesteigertes Infektionsrisiko besteht, ist auf hygienisches Arbeiten und Einhaltung aller geltenden Richtlinien zu achten.
- Bei der H.O.T. handelt es sich um eine erlaubnisfreie Herstellung eines Arzneimittels, dies bedarf der Anzeige bei der Bezirksregierung.
- Die Hygienerichtlinien sind bei allen Arbeitsschritten exakt einzuhalten – vom Herrichten des Tabletts über die eigentliche invasive Tätigkeit bis hin zur korrekten Entsorgung der Kanülen (Sharps), Katheter und Restmüll und der hygienegerechten Aufbereitung der Liege nach Patientenkontakt (Wechseln der Papierauflage oder des Bezugs).
- Wesentliche Informationen zu Untersuchung, Aufklärung, Behandlung und Ablauf dokumentieren (Patientenrechtegesetz, Qualitätssicherung).

Indikationen

Da es sich bei den Sauerstofftherapien um unterschiedliche Verfahren handelt, können keine allgemeingültigen Aussagen gemacht werden.

Zu den **Anwendungsbereichen** der meisten Sauerstofftherapien zählen z. B. zerebrale, koronare und periphere Durchblutungsstörungen und deren sämtliche Folgen insbesondere im Herz-Kreislauf-System (auch adjuvant beim chronischen Cor pulmonale), Ulcus cruris. Weitere Anwendungsgebiete sind: Stoffwechselstörungen (Diabetes, Gicht, Hyperlipidämie), allergische Erkrankungen (Heuschnupfen, Asthma bronchiale), Erkrankungen des Verdauungstrakts und der Nieren und Harnwege, geriatrische Erkrankungen, chronische Hauterkrankungen (z. B. Ekzeme, Schuppenflechte), Erschöpfungszustände und Infektanfälligkeit.

Darüber hinaus können einige der Sauerstofftherapien therapiebegleitend zur Steigerung der Lebensqualität bei Krebserkrankungen und in der Palliativmedizin eingesetzt werden.

Risiken und Nebenwirkungen

Grundsätzlich sind die Angaben der jeweiligen Hersteller zu beachten. Alle Verfahren gelten bei sachgemäßer Anwendung als nebenwirkungsarm bzw. nebenwirkungsfrei.

Wie alle Injektionsbehandlungen kann auch eine injektive Sauerstoffbehandlung in Maßen schmerzhaft sein. Bei kreislauflabilen Patienten kann es zum Kollaps kommen. An der Einstichstelle kann sich ein Hämatom bilden.

Kontraindikationen

Beachten Sie die Angaben der jeweiligen Hersteller. Grundsätzlich variieren diese je nach Verfahren und Gerät. Krankheiten, bei denen eine injektive Sauerstofftherapie kontraindiziert ist, können bei einer inhalativen indiziert sein und umgekehrt.

Eine forcierte, d. h. unter Ergometrie stattfindende Sauerstofftherapie, ist bei nicht kompensierter Herzinsuffizienz sowie bei Herzrhythmusstörungen kontraindiziert.

Als relative oder absolute **Kontraindikationen** gelten außerdem Gerinnungsstörungen, Antikoagulanzientherapie, schwere Infektionskrankheiten, akute Geschwüre im Magen-Darm-Trakt, Schilddrüsenüberfunktion, akute Infekte und Fieber unklarer Ursache

2.41 Schröpfen

Die Schröpfbehandlung ist Jahrtausende alt, älter als der Aderlass und die Blutegelbehandlung. Erste Hinweise auf diese Anwendungen sind auf einem mesopotamischen Arztsiegel etwa 3000 v. Chr. dargestellt. Die chinesische Heilkunde einbezogen, können wir auf eine mindestens 5000 Jahre alte Geschichte der Schröpfanwendung (Bambusnäpfe, Kuhhörner, Aussaugen) zurückblicken. Im klassischen Griechenland – hier gab es einen Gott des Schröpfens, Telesphorus – wurde Schröpfen so geschätzt, dass die Schröpfglocke zum Emblem des Arztes wurde.

Blutiges Schröpfen wurde zwischen dem 11. und 15. Jahrhundert als „unärztlich“ betrachtet und ausschließlich von Badern und Steinschneidern durchgeführt. Später überwiegend von Laientherapeuten durchgeführt, wurde dieses Ab- und Ausleitungsverfahren von Aschner (➤ 2.2) wiederentdeckt.

Konzept

Es wird unterschieden zwischen blutigem Schröpfen, trockenem Schröpfen und der Schröpfkopfmassage.

Durch das Setzen von unter Vakuum stehenden Schröpfgläsern auf die Haut wird eine Saugwirkung auf das darunterliegende Gewebe ausgeübt, die zu einer Hyperämie mit kleinen Blutaustritten ins Gewebe führt. Da sich die **Schröpfzonen**, auf die die Gläser aufgesetzt werden, oft unmittelbar über den paravertebralen Ganglien befinden, wirkt Schröpfen nicht nur lokal, sondern außerdem segmental und über kutiviszerale Reflexe auch auf innere Organe.

Wirkungen

Blutiges Schröpfen wirkt blutentziehend, ausleitend und entlastend und wird bei Zuständen der Fülle eingesetzt. **Trockenes, unblutiges Schröpfen** wirkt im Bereich der Reflexzone blutanziehend, ableitend, aktivierend und kräftigend.

Der schmerzlindernde Effekt in der Reflexzone wird durch die Freisetzung von Endorphinen und den verstärkten Abbau von Prostaglandinen verursacht. Zudem wird die Selbstregulation aktiviert.

Durchführung

Benötigt werden Schröpfgläser verschiedener Durchmesser oder Schröpfmassagegläser (mit Gummiball versehen). Um das Vakuum im Schröpfglas aufzubauen, wird hochprozentiger Alkohol (ca. 90 %) im Glas verschwenkt und dann angezündet. Es ist auch möglich, die Flamme eines in Spiritus getauchten und angezündeten Watteträgers kurz in das Glas zu halten und dieses sofort auf die Haut aufzusetzen. Bei sitzenden Patienten wird der Wattebausch mit Spiritus getränkt an die Wand des Schröpfglases geheftet, mit einer Flamme (z. B. Stabfeuerzeug) entzündet und erst dann auf die Haut aufgebracht. Durch den raschen Sauerstoffverbrauch erlischt die Flamme sofort, und das Glas zieht sich unter Vakuumbildung fest an die Haut. Bei liegenden Patienten ist diese Technik kontraindiziert, da sonst der brennende Wattebausch auf die Haut fällt.

Gläser mit Rückschlagventil und Vakuumpumpen können beim **trockenen Schröpfen** ebenfalls verwendet werden.

Sind kalte, blasse Gelosen tastbar, ist der Patient in einem Leere-Zustand, der Blutfluss ist gestört und **trockenes Schröpfen** das Mittel der Wahl.

Bei trockenem Schröpfen sollte das Schröpfglas nicht unmittelbar an die betroffene Stelle gesetzt werden, sondern – um die Reizwirkung auszuweiten – in das umgebende Areal.

Beim **blutigen Schröpfen** wird die Haut vor dem Aufsetzen der Gläser mit einem **Schröpfschnepper** (Vorsicht bei schwachem Bindegewebe) oder mit einer Lanzette (Hämostilette) durch ca. 20 Einstiche, die etwa 5–7 mm tief sind, geöffnet. Sind die Schröpfgläser bis zu einem Drittel mit Blut gefüllt, können sie – meist nach 10–20 Min. – vorsichtig abgenommen werden. Blutig geschröpft werden sollte bei „heißen“ Gelosen. Sie verweisen auf einen Fülle-Zustand, also auf eine Abflussstörung, die durch Schröpfen positiv beeinflusst werden kann. Blutiges Schröpfen erfolgt immer auf dem Ort des krankhaften Geschehens.

Bei der **Schröpfmassage** wird mit einem Gummiball Luft aus dem Glas abgepumpt und dadurch ein Unterdruck erzeugt; der zuvor mit Salben oder Öl eingeriebene Körper wird mit dem Saugglas massiert. Dieses Verfahren kann auch zur Lockerung der Muskulatur als Vorbereitung für andere Therapieverfahren (z. B. Chiropraktik; dann Gel benutzen) angewendet werden. Das zu behandelnde Hautareal wird mit Hautöl (z. B. Japanisches Pfefferminzöl oder Mandelöl) eingerieben und mit dem Schröpfglas für etwa 2–4 Min. bearbeitet bzw. so lange, bis die zu behandelnde Stelle bläulich oder rötlich verfärbt ist.

Patientensicherheit und Qualitätssicherung

- Kontraindikationen abklären, Patienten aufklären, Einwilligung einholen.
- Das blutige Schröpfen ist ein invasives Verfahren. Da ein gesteigertes Infektionsrisiko besteht, ist – auch zum Eigenschutz – auf hygienisches Arbeiten und Einhaltung aller geltenden Richtlinien zu achten.
- Medizinprodukterecht: Hämostiletten bzw. Einmal- Schröpfschnepper haben ein CE-Kennzeichen, sind steril verpackt, das Verfallsdatum ist nicht überschritten.
- Hygienerichtlinien einhalten: z. B. im Hinblick auf Papierschutz auf der Liege, hygienische Händedesinfektion, Hautdesinfektion der blutig zu schröpfenden Areale, Peel-off-Technik bei der Entnahme von Einweg-Schröpfschneppern, Aufbereiten von Schröpfgläsern.
- Bei zu langem Kontakt mit der Flamme werden die Glaser zu heiß. Schmerzhafte Verbrennungen, die unbedingt zu vermeiden sind, können die Folge sein. Muss der Vorgang des Schröpfglassetzens wiederholt werden, sollte das Glas immer gegen ein neues, kaltes ausgetauscht werden.
- Beim blutigen Schröpfen darf der Unterdruck nur über das Anzünden von Alkohol bzw. Spiritus herbeigeführt werden. Gläser mit Rückschlagventil, Vakuumpumpen oder Gummiball sind aus Hygienegründen ungeeignet.
- Die Schröpfglaser müssen als semikritische oder kritische Medizinprodukte nach der Anwendung sterilisiert oder es müssen Einmal-Schröpfgläser verwendet werden! Einmal-Schröpfglaser für das Trockenschröpfen können ggf. dem Patienten aus Kosten- und Umweltschutzgründen mitgegeben werden, damit er diese zur nächsten Behandlung mitbringen kann. Dies ist hygienisch sicherer und praktischer als die Aufbewahrung in der Praxis, da hierdurch eine Verwechslungsgefahr der Gläser verschiedener Patienten ohne umständliche Sicherheitsvorkehrungen (sichere Aufbewahrung, Dokumentation) gewährleistet ist.
- Abfallentsorgung: Gebrauchte Lanzetten und Einweg-Schröpfschnepper sind unverzüglich in dafür zugelassene Behälter (Entsorgungsbehälter für Sharps), ohne Zwischenlagerung und ohne die Gefahr einer Stichverletzung zu entsorgen.
- Einstiche bei blutigem Schröpfen hygienegerecht versorgen und Abfall hygienegerecht entsorgen.
- Wesentliche Informationen zu Untersuchung, Aufklärung, Behandlung und Ablauf dokumentieren (Patientenrechtegesetz, Qualitätssicherung).

Indikationen

Durch die Behandlung von Schröpfzonen können funktionelle Störungen und Erkrankungen unterschiedlicher Organsysteme positiv beeinflusst werden. Folgende Indikationen haben sich bewährt:

- **vegetative Umstimmung**
- **akute** und **chronische Entzündungen,** z. B. Sinusitis, Angina tonsillaris
- **HNO-Erkrankungen** und **Erkrankungen** der **Atemwege,** z. B. Otitis media, Asthma bronchiale, akute und chronische Bronchitis
- **Erkrankungen** des **Verdauungsapparats,** z. B. Oberbaucherkrankungen, exkretorische Verdauungsschwäche, funktionelle Darmerkrankungen
- **Erkrankungen** des **Bewegungsapparats,** z. B. Zervikalsyndrom, Rückenschmerzen im HWS-, BWS- und LWS-Bereich, Osteoporoseschmerzen
- **Schwächezustände,** z. B. Hypotonie, chronische Müdigkeit
- funktionelle Herzbeschwerden

Die Art des Schröpfens – blutiges oder trockenes Schröpfen – bestimmt, wie der energetische Zustand des Patienten beeinflusst wird, nämlich ob entweder Energie zugeführt oder abgeleitet wird. Patienten mit atonisch-asthenischer Konstitution sollten aufgrund der bestehenden Schwäche nicht blutig und auch nur mit Vorsicht trocken geschröpft werden, da sie sonst noch mehr ihrer ohnehin geringeren Kraft verlieren. Bei sthenischen Erkrankungen, bevorzugt bei Hypertonie und entzündlichen Erkrankungen, ist blutiges Schröpfen angezeigt.

Risiken und Nebenwirkungen

Eine Schröpfbehandlung kann unter Umständen schmerzhaft sein. An den geschröpften Hautstellen entwickeln sich als therapeutischer Effekt folgende erwünschte Reaktionen: deutliche Rötungen mit kleinen petechialen Einblutungen (Saugmale), Hämatome, seröses Exsudat durch die Haut, auch Bläschenbildung, teils mit Lymphe, teils mit Blut gefüllt. Je intensiver diese Erscheinungen auftreten, umso stärker ist die Belastung des Gewebes und umso dringlicher ist diese Behandlungsform indiziert.

- Schmerzhafte Brandblasen und Verbrennungen sind unbedingt zu vermeiden.
- Beim blutigen Schröpfen können an den Einstichstellen kleine Narben zurückbleiben.
- Bei blutigem Schröpfen auf dem linken M. trapezius (sog. „Herzbuckel) kann besonders bei Hypertoniepatienten der Blutdruck plötzlich stark abfallen. Deshalb darf hier nur mit geringer Intensität gearbeitet werden.
- Eine allergische Reaktion auf das Massageöl ist möglich.
- Bei Patienten mit sehr niedrigem Blutdruck oder Kollapsneigung ist besondere Vorsicht geboten.

Kontraindikationen

- Nicht geschröpft werden darf bei akuten Entzündungen des betreffenden Hautareals, allergischen Hautveränderungen, Blutgerinnungs- bzw. Wundheilungsstörungen, über Narben oder Muttermalen, im Bereich einer Strahlentherapie sowie bei Patienten, die blutverdünnende Medikamente (z. B. Marcumar) einnehmen.
- Blutiges Schröpfen darf niemals über Wirbelkörpern durchgeführt werden.

2.42 Segmenttherapie

Die Segmenttherapie wird sowohl therapeutisch eingesetzt, um durch spezifische Reize eine Umstimmung des Körpers zu erzielen, als auch zu diagnostischen Zwecken herangezogen. Aufgrund der segmentalen Verschaltungen auf der Ebene des Rückenmarks und der kutiviszeralen Reflexe sind durch die Zonen der Haut und des Unterhautgewebes auch innere Organe beeinflussbar.

Zu den angewendeten Methoden gehören u. a. die Reflexzonenmassagen, die Akupunktur (nur bedingt nach der klassischen Theorie der alten chinesischen Heilkunde) sowie thermische (Wickel, Auflagen) und elektrotherapeutische (➤ 2.18) Reize. Auch die Aschner-Verfahren (➤ 2.2) bedienen sich dieser Grundlage. Zu den bekanntesten Reflexzonen gehören die Head-Zonen, die vom Rücken über die Frontseite und die Extremitäten verlaufen, und die Fußreflexzonen (➤ 2.39). Zu erwähnen sind ferner die Handreflexzonen, die **Adler-Druckpunkte** zum Auffinden von Kopfherden, die **Weihe-Druckpunkte** sowie die **Intercostal-Raum-Diagnose** nach Nils Krack. Im Mundbereich geben die Zähne und die Zunge Hinweise auf Belastungen der Organe und Systeme.

Besondere Bedeutung hat die **Segment-Injektionstherapie:** Diese ist von der Neuraltherapie (➤ 2.31) abzugrenzen. Hierbei handelt es sich um die Behandlung der Zonen, die dem gestörten Gewebe des entsprechenden spinalen Segments zugeordnet sind. Über den kutiviszeralen Reflexbogen können derartige Reize die dazu gehörigen inneren Organe erreichen und Impulse zur Selbstheilung geben. Vorrangig werden in die Head-Zonen, aber auch an die kleinen Wirbelgelenke, Quaddeln gesetzt. Verschlechtern sich die Beschwerden, kann ein Störfeldgeschehen vorliegen.

Bei aller Unterschiedlichkeit der Therapieverfahren bestehen die Gemeinsamkeiten darin, dass durch die Reflexzonen über das Nervensystem übergeordnete Regelkreise beeinflusst sowie eine Umstimmung des Stoffwechsels und eine Neuregulation der Körperrhythmen erzielt werden.

Zur Durchführung, Regularien bei Anwendung, Indikationen, Risiken und Nebenwirkungen sowie Kontraindikationen s. bei den jeweiligen Verfahren.

2.43 Shiatsu

Shiatsu wurde zu Beginn des 20. Jahrhunderts aus der chinesischen Massage Tuina (➤ 2.46) und der japanischen Massage Anmo entwickelt. Die manuelle Behandlung basiert auf denselben Prinzipien wie die TCM (➤ 2.45) und zielt darauf ab, durch Massage, aber auch durch Elemente der Osteopathie und Physiotherapie, den Energiefluss in den Meridianen wieder herzustellen.

Konzept und Wirkungen

Während einer Shiatsu-Behandlung werden die druckempfindlichen, im Verlauf der Meridiane lokalisierten Akupunkturpunkte, die sog. **Tsubos,** durch gezielten manuellen Druck (jap. shi = Finger; atsu = Druck) angeregt und somit geschwächte oder gestaute Energieströme aktiviert und Blockaden gelöst. Zudem werden die mit dem Meridian in Verbindung stehenden inneren Organe positiv beeinflusst. Ziel ist es, die in den Meridianen zirkulierende Lebensenergie zu harmonisieren sowie die Selbstheilungskräfte anzuregen.

Durchführung

Ein wesentlicher Behandlungsgrundsatz des Shiatsus besteht darin, dass die Behandlung und somit die Begegnung zwischen Therapeut und Patient aus dem **„Hara“** heraus stattfinden soll, der Körperzone, die die eigene Mitte repräsentiert und unterhalb des Bauchnabels liegt. Zentriert, der eigenen Mitte bewusst – in dieser Haltung soll der Therapeut den Patienten behandeln.

Diagnostik

Neben dem Befragen wird – wie auch bei den anderen fernöstlichen Heilweisen – die Pulsdiagnose (➤ 2.45) eingesetzt, um den energetischen Zustand des Patienten einzuschätzen. Betasten und Berühren der Meridiane sowie das sorgfältige Ertasten der Energiezonen im Bauchbereich (Hara-Diagnose) liefern wichtige Hinweise über den Fülle- und Leere-Zustand der jeweiligen Meridiane und Organe. Nach dem vorliegenden Energiezustand richtet sich die anschließende Behandlung.

Behandlung

Um die Tsubos mit dem richtigen Druck zu behandeln, ist es sinnvoll, eine Shiatsubehandlung auf einem Fußboden, der mit Matten ausgelegt ist, auszuführen. Der Boden sollte nicht zu hart und nicht zu weich sein, sodass das Körpergewicht gut in das Tsubo eingebracht werden kann. Ein drei- bis vierlagiger Futon ist ideal. Damit sich der zu Behandelnde entspannt hinlegen kann, sind Kopf- bzw. Knierollen bereitzuhalten, um eventuelle Spannungen im Bereich der Hals- und Lendenwirbelsäule auszugleichen. Eine Knierolle bewirkt außerdem, dass sich die Bauchmuskulatur besser entspannen kann, was die Behandlung positiv beeinflusst und zudem die Diagnose (Hara-Diagnose) erleichtert.

- Die Tsubos werden v. a. mit den Daumen für die Dauer von 3–5 Sek., am Rücken für 5–7 Sek. gedrückt. Es ist wichtig, nicht mit den Fingerspitzen zu drücken, sondern aus dem inneren Zentrum heraus mit dem ganzen Körper zu behandeln. Nur so – im Atemrhythmus des Patienten und aus der Haltung des Sich-sinken-Lassens – kann es gelingen, das eigene Körpergewicht abzugeben und zugleich Lebensenergie in Fluss zu bringen.
- Der Druck wird auch mit dem Knöchel, dem Ellbogen, an manchen Stellen mit den Füßen ausgeübt. Zum Erwärmen werden oft Reibe- und Klopftechniken eingesetzt.

Patientensicherheit und Qualitätssicherung

- Kontraindikationen abklären, Patienten aufklären, Einwilligung einholen.
- Psychische Mitreaktionen beobachten, ggf. erfragen und begleiten; bei heftigeren Reaktionen – auch im Nachhall der Behandlung z. B. einige Tage später – diese hervorgerufenen Änderungen therapeutisch abfangen.
- Hygiene: Auflage auf der Behandlungsmatte nach jedem Patienten unbedingt wechseln sowie korrekte Wäschedesinfektion durchführen.
- Wesentliche Informationen zu Untersuchung, Aufklärung, Behandlung und Ablauf dokumentieren (Patientenrechtegesetz, Qualitätssicherung).

Indikationen

Shiatsu ist nicht als alleinige Therapie bei schweren, ernsthaften oder lebensbedrohlichen Erkrankungen geeignet. Dennoch kann es häufig auch und gerade in diesen Fällen begleitend in Absprache mit dem behandelnden Arzt eingesetzt werden.

Shiatsu kann eine Tiefenentspannung auslösen und eignet sich dadurch zur allgemeinen Gesundheitsförderung. Es wird nicht symptom- oder indikationsbezogen angewendet, sondern dient der Anregung der Lebenskraft „Qi" und somit der Selbstheilungskräfte. Bewährte Indikationen sind z. B.:

- Stress, Angstzustände, Schlafstörungen, Erschöpfung, Burnout-Syndrom, depressive Verstimmung, Begleitung in Lebenskrisen
- psychosomatische, vegetative und funktionelle Beschwerden
- Asthma, Herz-Kreislaufprobleme
- neurologische Erkrankungen, z. B. Multiple Sklerose, Parkinson-Syndrom, Polyneuropathie
- Verspannungen, akute und chronische Schmerzzustände wie v. a. Rückenschmerzen, Kopfschmerzen
- Verdauungsstörungen
- Menstruationsbeschwerden, Schwangerschaft, Geburtsvorbereitung und Wochenbett (in Absprache mit der Hebamme)
- Palliativmedizin

Risiken und Nebenwirkungen

Wird die Shiatsu-Therapie sachkundig eingesetzt, sind keine Risiken und Nebenwirkungen zu erwarten.

Einige Patienten fühlen sich nach der Therapie (wohlig) müde oder haben ein anderes Körpergefühl bis hin zu dem Gefühl eines leichten „Muskelkaters". Außerdem sind Reaktionen im Sinne einer Erstverschlimmerung möglich. Es können Prozesse ausgelöst werden, die einen anderen Blick auf das eigene Leben ermöglichen - „Nebenwirkungen" die durchaus herausfordernd, aber auch erwünscht sein können.

Kontraindikationen

Nicht oder nur eingeschränkt angewendet werden sollte Shiatsu bei akuten entzündlichen Prozessen, Fieber unklarer Ursache, Infektionskrankheiten, bei inneren und äußeren Verletzungen, offenen Wunden, erhöhter Blutungsneigung, Knochenbrüchen, starker Osteoporose und Knochenmetastasen. Auch bei akuten psychotischen Zuständen, schweren psychiatrischen Erkrankungen, schweren Abhängigkeitserkrankungen und Suizidalität ist die Anwendung des Shiatsu kontraindiziert.

Während der Schwangerschaft dürfen potenziell wehenauslösende oder hormonstimulierende Druckpunkte nicht behandelt werden.

2.44 Spagyrik

Das Wort Spagyrik ist griechischen Ursprungs und setzt sich zusammen aus spao (griech. = trennen, lösen, scheiden) und ageiro (griech. = binden, vereinen). In Anlehnung an die Grundprinzipien der Alchemie, die des Trennens und Vereinens (lat. solve et coagula = trenne und verbinde), werden die Ausgangssubstanzen in ihre „wertvollen" und „nutzlosen" Bestandteile geschieden und die nun aufgeschlossenen Bestandteile neu vereint. Nur so lassen sich die inneren Wirkkräfte eines Stoffs und die heilkräftigen Substanzen in veredelter Form gewinnen.

Zu den großen Spagyrikern gehören Paracelsus (1493–1541), Cesare Mattei (1809–1896), Carl-Friedrich Zimpel (1801–1879), Theodor Krauss (1864–1924) und Alexander von Bernus (1880–1965).

Konzept

Die **Alchemie** geht davon aus, dass alles, was existiert, und jeder Lebensprozess Ausdruck der unsichtbaren Lebenskraft ist. In dieser Lebenskraft sind die Prinzipien **„Sal"**, **„Sulfur"** und **„Mercurius"** wirksam. Sal steht für das materialistische Prinzip, Sulfur für das beseelte (feinstoffliche) und Mercurius für das belebende Prinzip, das ständig zwischen Sal und Sulfur verbindet und vermittelt. Bei der zu verarbeitenden Pflanze entspricht „Sal" dem Mineralgerüst, „Sulfur" repräsentiert die ätherischen Öle und Aromastoffe und somit das individuelle der Pflanze, während „Mercurius" (= Anbindung) die Trägersubstanz symbolisiert. Der mehrstufige spagyrische Aufbereitungsprozess erfolgt durch labortechnische Verfahren – durch Gärung, Destillation und Veraschung. Spagyrische Heilmittel können aus allen Materialien hergestellt werden, so auch z. B. aus Blut, wodurch es als Nosode (➤ 2.22) wirkt.

Wirkungen

In der Spagyrik wird – trotz der Unterschiedlichkeit der Systeme – grundsätzlich davon ausgegangen, dass in den aufbereiteten Essenzen eine individuelle stoffliche Substanzkombination anwesend ist, die durch spezielle Aufbereitungsverfahren veredelt und „entstofflicht“ wird. Die gleichsam verborgenen, nun aufgeschlossenen Lebenskräfte, wirken informativ. Sie setzen am selbstregulierenden System des Organismus an und beeinflussen so viele akute und chronische Krankheiten positiv, und zwar sowohl auf körperlicher als auch auf seelisch-geistiger Ebene.

MERKE
Der traditionelle Anwendungsbereich einer aus der Phytotherapie, Homöopathie oder der Bachblütentherapie bekannten Pflanze ist nicht identisch mit ihrer Indikation in spagyrischer Aufbereitung.

Durchführung

Spagyrische Arzneimittel werden in Deutschland von mehreren Firmen hergestellt, die entsprechend der Erkenntnisse unterschiedlicher Spagyriker verschiedene Herstellungsverfahren favorisieren. Meistens werden spagyrische Arzneimittel als Tropfen einer alkoholischen Lösung oder Globuli oral eingenommen, üblicherweise mit zeitlichem Abstand zu einer Mahlzeit. Einige Firmen bieten spagyrische Komplexmittel an, andere Einzelessenzen zur individuellen Rezeptur.

Patientensicherheit und Qualitätssicherung

- Kontraindikationen abklären, Patienten aufklären, Einwilligung einholen.
- Bei der Verordnung spagyrischer Arzneimittel – v. a. als Anfänger – strikt die Empfehlungen der Herstellerfirma beachten, sonst kann sich ggf. eine unerwünschte oder paradoxe Wirkung einstellen. Im Zweifelsfall eher niedrig und „einschleichend“ dosieren.
- Wesentliche Informationen zu Untersuchung, Aufklärung, Behandlung und Ablauf dokumentieren (Patientenrechtegesetz, Qualitätssicherung).

Indikationen

Spagyrische Essenzen verfügen über ein sehr breitgefächertes Anwendungsspektrum. Sie können sowohl eigenständig als auch begleitend zu anderen naturheilkundlichen Verfahren oder schulmedizinischen Behandlungen und sowohl bei akuten als auch bei chronischen Erkrankungen erfolgreich eingesetzt werden. Die Kombination mit anderen (auch schulmedizinischen) Medikamenten und Verfahren ist problemlos möglich. Spagyrische Heilmittel wirken sich positiv sowohl auf organische Erkrankungen als auch auf vegetative Störungen und akute Infekte aus.

Außerdem unterstützen Spagyrika seelisch-geistige Prozesse, z. B. bei Stress, nach Trauma oder in Wandlungsphasen wie Pubertät oder Klimakterium.

Risiken und Nebenwirkungen

Bei sachgemäßer Anwendung sind in der Regel weder Nebenwirkungen noch Erstreaktionen im Sinne einer Erstverschlimmerung zu erwarten. Sollten unerwünschte Begleiterscheinungen auftreten, deutet dies vielmehr auf eine Fehldosierung hin oder es handelt sich um Ausleitungsreaktionen, meist der Haut, die vom Patienten als Verschlimmerung interpretiert werden. Dann sollte die Dosis reduziert und nach Abklingen der Beschwerden langsam wieder gesteigert werden.

Da es unterschiedliche Formen der Spagyrik gibt, sind die Ansätze und damit auch die individuellen Reaktionsmuster nicht zu pauschalisieren.

Kontraindikationen

Die Spagyrik ist als alleinige Therapie nicht geeignet, schwerwiegende organisch bedingte oder ernsthafte psychiatrische Erkrankungen (z. B. Psychosen) zu behandeln. Dennoch schließen auch schwere Erkrankungen die Behandlung mit spagyrischen Arzneimitteln nicht aus. Hier können sie unter Umständen begleitend in Absprache mit dem behandelnden Arzt eingesetzt werden.

2.45 Traditionelle Chinesische Medizin

Die Traditionelle Chinesische Medizin (TCM) umfasst nicht nur Akupunktur (➤ 2.4) und Moxibustion (➤ 2.30), sondern zahlreiche andere Therapierichtungen wie z. B. die chinesische Ernährungstherapie, Kräuterheilkunde (➤ 2.37), Atem- und Bewegungstherapie sowie Massage (➤ 2.46). Auch die Heilgymnastik (Tai-Chi und Qigong) ist Bestandteil dieses in sich geschlossenen Behandlungssystems.

Konzept

Grundlage der TCM ist die asiatische Philosophie mit ihrem Konzept der gegensätzlichen Prinzipien des Yin und Yang (➤ Tab. 2.3), aus denen sich alle Lebensprozesse (➤ Tab. 2.4) aufbauen sowie die Theorie der fünf Wandlungsphasen.

Yin und Yang

Yang entspricht den Qualitäten der Aktivität, des Tages, der Sonne, des Geistes, während **Yin** den Qualitäten der Ruhe, des Empfangens, der Nacht, des Mondes und des Körpers zugeordnet werden kann. Yin und Yang sind Gegensätze, doch es sind Gegensätze, die sich nicht ausschließen, sondern ergänzen und bedingen. So ist die Kraft des einen in der Kraft des anderen begründet: Das Äußere birgt das Innere, der Tag die Nacht, das Licht den Schatten, das eine kann ohne das andere nicht auskommen.

Das **dynamische Wechselspiel** von Yin und Yang bringt die Lebensenergie, die Lebenskraft der Natur, das Qi (➤ 2.4), hervor. Im

Tab. 2.3 Das Entsprechungssystem von Yin und Yang.

Yin	Yang
Prinzipien	
Erde	Himmel
unten	oben
weiblich	männlich
Materie	Energie
Raum	Zeit
Hemmung	Impuls
Natur	
Nacht	Tag
Mond	Sonne
Dunkelheit	Licht
Feuchtigkeit	Trockenheit
Kälte	Hitze
Körper	
rechte Gehirnhälfte	linke Gehirnhälfte
innen	außen
ventral	dorsal
Leere	Fülle
Degeneration	Infektion
Hypofunktion	Hyperfunktion
Speicherorgane (Leber, Herz, Milz, Lunge, Niere)	Hohlorgane (Gallenblase, Dünndarm, Magen, Dickdarm, Harnblase)

Tab. 2.4 Differenzierung der Mangel- und Fülle-Syndrome.

	Mangel-Syndrom	Fülle-Syndrom
Konstitution	schwach, blass	kräftig, rotes Gesicht
Schmerzen	dumpf, chronisch	akut, heftig
Stimme	langsam, leise	heftig, laut
Zunge	blass	rot
Puls	leer, schwach	kräftig, voll

menschlichen Körper fließt das Qi in den Meridianen. Wird der Fluss der Lebensenergie und somit auch das Gleichgewicht zwischen Yin und Yang gestört, können sich Krankheiten entwickeln. Störende bzw. **krankmachende Faktoren** sind z. B. klimatische Einflüsse (z. B. Wind, Kälte Feuchtigkeit), epidemische Faktoren (z. B. Ruhr, Masern), emotionale Faktoren (z. B. Freude, Zorn, Sorge, Trauer, Angst), Ernährungsfehler, Über- und Unterbelastung sowie Verletzungen. Ziel der Behandlung ist eine Harmonisierung von Yin und Yang.

Fünf Wandlungsphasen

Der Theorie der fünf Wandlungsphasen entsprechend werden den **fünf Elementen** Holz, Feuer, Erde, Metall und Wasser bestimmte Entsprechungen (Funktionen, Begriffe, Meridianpaare) zugeordnet. Die einzelnen Elemente stehen in bestimmter Beziehung zueinander, in einer Mutter-Sohn-Beziehung (Hervorbringungszyklus) oder in einer Sohn-Mutter-Beziehung (Kontrollzyklus). Störungen in diesem Gleichgewicht können Krankheiten hervorrufen.

Durchführung

Das Konzept von Yin und Yang hat großen Einfluss auf das diagnostische und therapeutische Vorgehen.

Ob Yin und Yang im Gleichgewicht sind, erkennt der Therapeut durch anamnestische Hinweise und Inspektion sowie über die Puls- und Zungendiagnose.

- **Anamnese:** Das Gesamtbefinden des Patienten – z. B. Temperaturempfinden, Schwitzen, Appetit, Durst, Geschmack, Stuhl und Urin, Schmerzempfindlichkeit – wird den energetischen Qualitäten zugeordnet.
- **Inspektion:** Ebenso verweisen die Gesichtsfarbe, das äußere Erscheinungsbild, Sprache und Stimme auf energetische Ungleichgewichte.
- **Zungendiagnose:** Die Farbe des Zungenbelags und die Haltung des Zungenkörpers ergeben weitere Aufschlüsse über die vorliegende Erkrankung.
- **Pulsdiagnose:** Indem der Puls der A. radialis getastet wird, können anhand der Frequenz, Tiefe, Geschwindigkeit und vieler anderer Qualitätskriterien die Lokalisation und der Schweregrad der Erkrankung diagnostiziert werden.

Die Diagnose anhand der 8 Leitkriterien, d. h. Yin und entsprechend Innen, Kälte, Mangel bzw. Yang und entsprechend Außen, Hitze, Fülle gestattet eine erste Aussage über die Grundstörung (➢ Tab. 2.3). Dabei stellen Yin und Yang übergeordnete Kategorien dar. Unterschieden werden:

- **Yang-Syndrom:** Yang-Überschuss durch Hitze oder vermindertes Yin, entspricht einem Hitze-Syndrom.
- **Yin-Syndrom:** Yin-Überschuss durch Kälte oder vermindertes Yang, entspricht einem Kälte-Syndrom.

Mangel- (Leere) und Fülle-Syndrome werden nach verschiedenen Merkmalen differenziert: Da die einzelnen Kriterien selten isoliert auftreten, können sich Kombinationen aus den 8 Leitkriterien ergeben, z. B. Leere-Kälte (Yang-Mangel), Fülle-Kälte (Yin-Überschuss), Leere-Hitze (Yin-Mangel) und Fülle-Hitze (Yang-Überschuss).

Chinesische Phytotherapie und Arzneimittel

Die Kräuterheilkunde (➢ 2.37) spielt in der chinesischen Medizin eine bedeutende Rolle: Die TCM-Therapeuten ordnen den Heilkräutern bestimmte Geschmacksrichtungen, Charaktere und Meridiane zu. So unterscheiden sie Kräuter gegen Hitze (z. B. Wasserfenchel mit Bezug Nieren- und Blasenmeridian), oberflächlich befreiende Kräuter warm-scharfer Natur (z. B. frischer Ingwer mit Bezug Lungen-, Magen- und Milzmeridian) oder Kräuter zur Blutregulation (z. B. Gelbwurz mit Bezug Herz-, Lungen- und Lebermeridian). Anhand der Diagnose werden individuelle Kombinationen der einzelnen Kräuter erstellt. In TCM-Lehrbüchern finden sich zudem bewährte Rezepturen. Mittlerweile gibt es zahlreiche Apotheken, die sich auf chinesische Arzneimittel spezialisiert haben. Die Ginsengwurzel, eine der bekanntesten chinesischen Pflanzen, wird auch im Westen zur Steigerung der Vitalität, Verbesserung der körperlichen und geistigen Leistungsfähigkeit, bei Erschöpfungszuständen und bei Störungen der Konzentrationsfähigkeit angewendet.

Körpertherapie

Atem- und Bewegungsübungen sowie Heilgymnastik – **Qigong** und **Tai-Chi** – werden in die Behandlung integriert, um dadurch die Lebensenergie Qi (➢ 2.4) zu harmonisieren, der Entstehung von Krankheiten vorzubeugen sowie die Gesundheit zu fördern. Diese übenden Verfahren enthalten viele meditative Elemente und fördern somit auch die Entwicklung einer zentrierten inneren Einstellung.

Zur Durchführung, zu den Regularien bei Anwendung, Indikationen, Risiken und Nebenwirkungen sowie Kontraindikationen s. bei den jeweiligen Verfahren.

2.46 Tuina-Massage

Tuina, ein Verfahren der chinesischen manuellen Therapie und somit Bestandteil der Traditionellen Chinesischen Medizin (➢ 2.45), entwickelte sich aus der Massagetherapie Anmo, die auf zwei Behandlungstechniken basierte, dem Drücken (An) und Streichen (Mo).

Konzept

Tuina umfasst ca. 35 verschiedene Grifftechniken, so z. B. Streichen entlang des Meridian- und Muskelverlaufs, Pressen von Akupunkturpunkten, rhythmische Schlagbewegungen mit der Handkante oder Vibrationen in hoher Frequenz.

Die Meridianmassage, die Massage der inneren Organe und die Entspannungsmassage, sind die grundlegenden Massagearten des Tuina.

Auch Tuina basiert entsprechend den Gesetzmäßigkeiten der Traditionellen Chinesischen Medizin auf der Lehre von den Meridianen und den energetischen Prinzipien von Yin und Yang sowie der Fünf-Elemente-Lehre (➢ 2.45).

Wirkungen

Neben der Möglichkeit Muskelverspannungen zu lösen sowie Fehlstellungen von Knochen und Gelenken zu korrigieren, werden – entsprechend den energetischen Prinzipien der TCM – folgende Faktoren positiv beeinflusst:

- Anregung der Blut- und Qi-Zirkulation
- Regulierung von Yin und Yang sowie der inneren Organe
- Harmonisierung von Leere- und Fülle-Zuständen innerhalb des Organismus
- Stärkung des Immunsystems

Durchführung

Es werden **ableitende** (sedierende) und **stärkende** (tonisierende) Techniken unterschieden. Ableitende Techniken werden kurz, langsam und mit schwachem Druck ausgeführt. Die Bewegungen erfolgen im Uhrzeigersinn und entgegen dem Meridianverlauf.

Stärkende Techniken sind gekennzeichnet durch kräftige, schnelle und lange Massagen, durch kreisförmige Bewegungen entgegen dem Uhrzeigersinn und in Richtung des Meridianverlaufs.

Je nach Körpergewicht, Konstitution des Patienten und der zu behandelnden Körperstelle wird mit dem Daumen, der Handkante, manchmal sogar mit dem Ellenbogen gearbeitet.

Patientensicherheit und Qualitätssicherung

- Kontraindikationen abklären, Patienten aufklären, Einwilligung einholen.
- Psychische Mitreaktionen beobachten, ggf. erfragen und begleiten; bei heftigeren Reaktionen – auch im Nachhall der Behandlung z. B. einige Tage später – diese therapeutisch abfangen.
- Hygiene: Auflage auf der Behandlungsmatte nach jedem Patienten wechseln, korrekte Wäschedesinfektion durchführen.
- Wesentliche Informationen zu Untersuchung, Aufklärung, Behandlung und Ablauf dokumentieren (Patientenrechtegesetz, Qualitätssicherung).

Indikationen

Wird die Tuina-Massage sachkundig eingesetzt, sind keine Risiken und Nebenwirkungen zu erwarten. Tuina ist nicht als alleinige Therapie bei schweren, ernsthaften oder lebensbedrohlichen Erkrankungen geeignet. Dennoch kann sie häufig auch und gerade in diesen Fällen begleitend in Absprache mit dem behandelnden Arzt eingesetzt werden.

Bei folgenden Beschwerden hat sich eine Tuina-Behandlung besonders bewährt:

- Erkrankungen des Bewegungsapparats, z. B. Muskelverspannungen, Erkrankungen des rheumatischen Formenkreises, Arthrosen, Rehabilitation nach OP und Verletzungen, chronische Schmerzsyndrome
- neurologische Erkrankungen, z. B. Paresen und Neuralgien
- Kopfschmerzen und Migräne
- funktionelle Magen-Darm-Störungen
- Dysmenorrhö, Klimakteriumsbeschwerden
- pädiatrische Erkrankungen (spezielle Massage)

Für Kinder wurde eine besonders sanfte Variante der Tuina-Behandlung entwickelt, die z. B. bei fieberhaften Infekten, Durchfall oder Gedeihstörungen wirkungsvoll eingesetzt werden kann.

Risiken und Nebenwirkungen

Die Behandlung ist eine medizinische Therapie und als solche nicht immer völlig schmerzlos. Einige Patienten fühlen sich nach der Therapie (wohlig) müde oder haben ein anderes Körpergefühl bis hin zu einem leichten „Muskelkater". Außerdem sind Reaktionen im Sinne einer Erstverschlimmerung bzw. Heilreaktion möglich.

Bei manchen Patienten kann es zu psychischen Reaktionen kommen, z. B. können sich belastende Erinnerungen kurzfristig zeigen, des Patient kann weinen oder lachen (mit und ohne Grund), und es können sich emotionale Regungen (Trauer, Zorn, Angst) entladen.

Kontraindikationen

Nicht oder nur eingeschränkt angewendet werden sollte die Tuina-Massage bei akuten entzündlichen Prozessen, Fieber unklarer Ursache, Infektionskrankheiten, bei inneren und äußeren Verletzungen, offenen Wunden, erhöhter Blutungsneigung, Knochenbrüchen, starker Osteoporose und Knochenmetastasen, des Weiteren bei akuten psychotischen Zuständen, schweren psychiatrischen Erkrankungen, schweren Abhängigkeitserkrankungen und Suizidalität.

Während der Schwangerschaft dürfen potenziell Wehen auslösende oder hormonstimulierende Druckpunkte nicht behandelt werden.